Die Anti-Stress-Diät

Erfolgreich Stress reduzieren und abnehmen

Von

Nicole Wischermann

Lehrerin für Fitness, Gesundheit und Sportrehabilitation
Ernährungstrainerin

Warum ich dieses Buch für Dich geschrieben habe?

Aus eigener Erfahrung weiß ich, dass es Phasen im Leben gibt, in denen man aus dem scheinbaren Nichts heraus an Körpergewicht zunimmt und auch bei disziplinierter Ernährung und regelmäßigem Sport nicht wieder so leicht abnimmt.

Wenn auch Du Dir folgende Fragen schon oft gestellt hast, ist dieses Buch genau das Richtige für Dich!

- Ich habe nichts an meiner Ernährung verändert. Warum nehme ich auf einmal zu?
- Mir ist es immer leicht gefallen, mit konsequenter Ernährung innerhalb von ein bis zwei Wochen die Urlaubskilos oder den Weihnachtsspeck wieder loszuwerden. Warum fällt es mir jetzt so schwer?
- Ich bin den ganzen Tag in Bewegung und Aktion und ich habe jede Menge Stress. Warum nehme ich zu anstatt ab?

Ich werde Dir helfen zu verstehen, warum Dein Körper Dir einen Strich durch die Rechnung macht und Deine Abnehmversuche boykottiert.

Ich werde Dir weiter helfen, diesen Teufelskreis nicht nur zu verstehen, sondern ihn zu durchbrechen!

Dieses Buch besteht aus drei Teilen.

Im ersten Teil erkläre ich Dir, was in Deinem Körper vor sich geht, und dass dieser Zustand evolutionsbedingt völlig normal ist.

Im zweiten Teil erkläre ich Dir, welche Faktoren enorm wichtig sind, um langfristig Dein Körpergewicht wieder zu reduzieren, Dich rundum wohl zu fühlen und gesund zu bleiben.

Im dritten Teil erfolgt die Umsetzungsphase. Die Theorie wird durch eine detaillierte Anleitung umgesetzt.

Wie bin ich zu diesen Erkenntnissen gekommen?

Vor 20 Jahren habe ich mein Studium zur Lehrerin für Fitness, Gesundheit und Sportrehabilitation und zur Ernährungsberaterin abgeschlossen.
Ich habe in Fitness-Studios gearbeitet und krankenkassenzertifizierte Ernährungskurse geleitet. Mein Hauptziel lag darin, die Kunden durch Ernährungsumstellung in Kombination mit Sport bei ihrem Ziel der Gewichtsreduktion zu begleiten.

Seit 2004 betreiben mein Mann und ich ein HYPOXI-Studio zur gezielten Gewichts- und Umfangsreduktion. Wir haben uns nicht nur auf das Abnehmen im Allgemeinen fokussiert, sondern uns zusätzlich auf die Umfangsreduktion an den Problemzonen spezialisiert.
Problemzonen an Bauch, Beinen und Gesäß entstehen aufgrund der mangelnden Durchblutung in diesen Bereichen. Die Zonen an denen wir abnehmen möchten, fühlen sich oft kalt an. Fett kann aus dem Gewebe jedoch nur mit dem Blut als Transportmittel zur Muskulatur gelangen, wo es dann durch die Bewegung als Energiequelle herangezogen wird. Beim HYPOXI-Training werden die Problemzonen während des

Fettverbrennungstrainings gezielt durchblutet, um genau dort das Fett abzutransportieren. Bei einer entsprechend bewussten Ernährung, können die Kunden innerhalb von 4 Wochen bis zu einer Kleidergröße abnehmen.

Um einen größtmöglichen Erfolg zu gewährleisten, werden die Kunden von mir auf dem Weg zu ihrem Ziel intensiv begleitet. Nach einer anfänglichen Bedarfsanalyse erfolgt eine ausführliche Ernährungsberatung. Folgende wichtige Faktoren rund um die Ernährung werden erläutert:

1. **Nicht zu wenig essen:**
   Um schnellstmöglich an Gewicht zu verlieren, neigen die meisten Menschen dazu, extrem wenig (unter 1000 kcal) zu sich zu nehmen. In den ersten Tagen verliert man noch an Gewicht, aber der Körper lernt schnell mit weniger Energie auszukommen und er passt seinen Energiebedarf an. Wir nehmen daher nicht weiter ab und wir müssten noch weniger essen, um weiter das Gewicht zu reduzieren. Sobald wir nur ein bisschen mehr essen, stürzt der Körper sich mit voller Gewalt auf die überschüssigen Kalorien

und speichert sie in Form von Fett, um Reserven für die nächste „Hungersnot“ anzulegen.

Um diesem Jo-Jo-Effekt vorzubeugen, halten wir unsere Kunden an, sich bedarfsgerecht zu ernähren. Wir ermitteln ihren täglichen Kcal-Bedarf im Hinblick auf ihr Gewichtsziel, so dass sie zwar genügend essen, um dem Körper keine „Hungersnot“ vorzutäuschen, aber dennoch ausreichend die Kalorienzufuhr reduzieren, um an Gewicht zu verlieren.

2. Vor dem Training Kohlenhydrate – nach dem Training Eiweiß

Des Weiteren empfehle ich ca. 1,5 Stunden vor dem Training Kohlenhydrate (Brot, Kartoffeln, Nudeln, Reis etc.) zuzuführen, damit der Körper Energie hat, um überhaupt Fette verbrennen zu können. Nach dem Training sollen Kohlenhydrate gemieden und stattdessen Eiweiß (Fisch, Fleisch, Geflügel, Milchprodukte, Eier etc.) zugeführt werden. Der Körper soll nach dem Training weiter aus den Fettreserven seine Energie gewinnen. Das Eiweiß dient uns weniger als Energielieferant, sondern ist wichtiger

Bestandteil zum Aufbau und zum Erhalt von Muskulatur.

3. **Ausreichend Flüssigkeitszufuhr**
   Ein weiterer wichtiger Faktor ist die Flüssigkeitszufuhr. Ich empfehle 2,5 bis 3,0 Liter Wasser oder Tee pro Tag zuzuführen, um den Stoffwechsel aktiv zu unterstützen.

Diese Empfehlungen werden anschließend über wöchentlich zu führende Ernährungsprotokolle kontrolliert. Somit wird gewährleistet, dass jeder Kunde sich zwar individuell auf seinen Bedarf zugeschnitten und dennoch unseren Empfehlungen entsprechend ernährt.

Ich achte weiter darauf, dass jeder Kunden dreimal wöchentlich sein HYPOXI-Training absolviert. Das Trainingsziel (gesteigerte Durchblutung der Problemzonen) wird durch Messung der Hauttemperatur dokumentiert.

Einmal wöchentlich wird dann der Trainingserfolg durch Gewichts- und Umfangsmessungen protokolliert.

Jeder Kunde wird also ganz eng begleitet, um (mit gleichen Voraussetzungen und Bedingungen) den bestmöglichen Erfolg zu garantieren. Für jeden einzelnen Kunden erzielen wir auch den bestmöglichen Erfolg, nur fällt dieser quantitativ von Person zu Person unterschiedlich aus.

Im Laufe der Jahre stellte sich nun immer wieder die Frage, warum es bei dem einen Kunden besser, als bei dem anderen funktioniert? Warum verliert ein Kunde z. B. 5 kg an Gewicht und der andere nur 2 kg?

Wir studierten also noch genauer die individuellen Konditionen unserer Kunden und führten eine Metabolic-Stoffwechselanalyse ein. Es handelt sich um eine medizinische Atemgasanalyse, bei der über die Sauerstoffaufnahme und Kohlendioxidabgabe genau festgelegt werden kann, wie viele Kilokalorien pro Tag eine Person in Ruhe verbraucht , und ab wann es nach der letzten Mahlzeit zum Start der gewünschten Fettverbrennung kommt. Letzteres richtet sich danach, wie schnell Kohlenhydrate nach der letzten Mahlzeit abgebaut werden. Direkt nach einer Mahlzeit ist der Blutzucker also noch so hoch, dass der Körper bei Sport zunächst diesen als Energiequelle nutzen würde. Durch das Insulin zur Blutzuckersenkung, werden die Kohlenhydrate (Glucose) in die Zellen zur Energiespeicherung abtransportiert. Während dieses Prozesses kann der Körper kein Fett verbrennen, da Insulin nicht nur die Muskelzellen zur Energiespeicherung öffnet, sondern auch die Fettzellen. Die Fettzellen sind somit damit beschäftigt Energie aufzunehmen und zu speichern und nicht um Energie abzugeben.

Spätestens nach 1,5 bis 2 Stunden nach der letzten Kohlenhydratmahlzeit sollte der Blutzucker allerdings soweit abgebaut sein, dass der Körper wieder die Fettverbrennung als Energielieferant aktivieren kann.

Gemessen wird dies über den Respiratorischen Quotienten (RQ). Liegt dieser Wert bei 1,0 werden ausschließlich Kohlenhydrate zur Energiegewinnung herangezogen. Nach ca. 2 Stunden liegt der Wert meist bei 0,75 bis 0,85, was darauf schließt, dass der Körper nunmehr vermehrt auf die Fettreserven zurückgreift.

Unsere Messungen ergaben allerdings bei 60 % unserer Kunden etwas anderes. Die RQ Werte waren oft auch nach 3 – 4 Stunden noch auf 0,95 bis 1,0 erhöht.

Diese Werte weisen auf eine beginnende Insulinresistenz hin. Insulinresistenz bedeutet, dass der Körper auf das Hormon nicht mehr reagiert. Es wird immer mehr Insulin benötigt, um den Blutzuckerspiegel zu senken. Ausgelöst wird eine Resistenz, wenn der Körper dauerhaft einem Botenstoff ausgesetzt wird. Wir kennen es zum Beispiel auch bei dem regelmäßigen Gebrauch von Medikamenten: Eine dauerhafte Gabe von Schmerzmitteln zum Beispiel, führt zu einem Gewöhnungseffekt und es werden immer größere Dosen benötigt.

All diese Kunden hatten auch angeben, schon zahlreiche Diäten ohne Erfolg probiert zu haben. Das Gewicht würde sich, - wenn überhaupt - nur kurzfristig und minimal senken.
Verwunderlich ist es bei den dokumentierten RQ-Messungen nicht. Bleibt der respiratorische Quotient erhöht auf Werte von 0,9 bis 1,0, so kann keine Fettverbrennungsphase aktiviert werden.

Was allerdings verwunderlich ist, dass so viele Menschen davon betroffen sind. Wie kann es sein, dass allein in unserem Studio fast 60 % nahe einer

Insulinresistenz sind, bei der der Körper auf das eigene Hormon Insulin nicht mehr reagiert? Noch viel schlimmer ist, dass diese Resistenz langfristig zu der Krankheit Diabetes Mellitus II führt.

Nach langer Ursachenforschung und dem Abgleich von Auffälligkeiten in der Ernährung, wurde mir eine Gemeinsamkeit all dieser Kunden bewusst:

Der eine gemeinsame Nenner von 60 % unserer Kunden war schlichtweg:

Der Stress!

Sollte wirklich der Stress schuld sein an der hohen Gewichtszunahme bzw. an all den gescheiterten Abnehmversuchen?

Teil 1

Was bewirkt Stress im Körper?

Was bewirkt Stress im Körper?

Durch anhaltenden Stress wird das Hormon Cortisol aus den Nebennieren freigesetzt. Dazu ein Ausflug in die Vergangenheit:

Unsere Körperfunktionen stammen noch aus der Steinzeit und diese haben sich über Jahrtausende nicht verändert. Wenn der Säbelzahntiger kommt, wird zunächst Adrenalin und Noradrenalin (wird ebenfalls in den Nebennieren produziert) ausgeschüttet. Dies ist eine nicht willentliche Steuerung unseres Nervensystems, die auch Sympathikus genannt wird.
Der Adrenalinausstoß erfolgt auf Gefahr hin explosionsartig, um sofort mit Flucht oder Kampf reagieren zu können.
Jeder kennt den Spruch:

„Adrenalin setzt ungeahnte Kräfte frei"

Das geschieht durch folgende Faktoren:

- Sofortige Energiebereitstellung durch Erhöhung des Blutzuckers. Die Glykogenspeicher (Kohlenhydratspeicher) in Muskeln und Leber werden geleert, damit der Körper über sofortige Energie verfügt.

- Die Atmung wird beschleunigt, um mehr Sauerstoff aufzunehmen.
- Puls und Blutdruck werden erhöht, um mehr sauerstoffreiches Blut in die Muskeln zu transportieren.

Somit war und ist es uns möglich, innerhalb von Sekunden unsere volle Kraft für einen Kampf oder die Flucht zu mobilisieren.

Das Adrenalin wird nur für die Zündung benötigt und baut sich schon nach wenigen Minuten, durch die körperliche Aktivität, wieder ab.

Bleiben wir bei dem Bild unseres Säbelzahntigers.
Durch das Adrenalin und die explosionsartige Energiebereitstellung ist die Flucht geglückt. Aber sind wir wirklich in Sicherheit?
Um in Alarmbereitschaft zu bleiben, wird nun unser „Stresshormon" Cortisol aktiv.
Cortisol macht uns wach und aufmerksam.

(Es wird vor allem morgens ausgeschüttet um uns wach zu machen. Ohne Cortisol würden wir morgens gar nicht aus dem Bett kommen, da uns der komplette Antrieb fehlen würde.)

Sollte der Säbelzahntiger doch noch irgendwo lauern, müssen wir schnell reagieren und wieder Energie parat haben.
Dafür wird unter anderem Fett freigesetzt, um es als Energiequelle verwenden zu können.
Und hier ist bereits das erste Problem:
Eigentlich könnten wir uns freuen, dass der Körper freiwillig seine Fettreserven in Energie umwandeln will.
Doch dieses Konzept wurde noch für den Säbelzahntiger entwickelt. Übertragen wir die Stress-Situation und Cortisol-Ausschüttung auf heute, sieht dies jetzt leider anders aus.
In der Steinzeit wurde diese Energie dann durch Flucht oder Kampf verbrannt. Der heutige Stress lässt uns aber in den seltensten Fällen flüchten oder kämpfen.
Oder sind Sie aus einer turbulenten Besprechung mit dem Chef schon einmal weggerannt oder haben ihm im wahrsten Sinne des Wortes den Kampf angesagt?

Sicherlich würden wir das manchmal gerne machen, aber in der Regel bleiben wir sitzen, können dem herrschenden Druck kaum Luft machen und in der Folge wird noch mehr Cortisol ausgeschüttet.

Da keine echte kalorienverbrennende Fluchtbewegung stattfindet, ist die freigesetzte Energie zunächst überschüssig und sie wird im Bauchbereich und der Leber zwischengespeichert. So entsteht zum Beispiel eine Fettleber aus Stressgründen und nicht zwingend aus Ernährungsfehlern.

Es wird durch Cortisol aber nicht nur Fett freigesetzt. Unter Stress versucht der Körper alle Energiereserven zu mobilisieren, auch die Kohlenhydrat- und Eiweißreserven. Unsere Glykogenspeicher in Muskeln und Leber werden entleert und das Glykogen als Energie bereitgestellt. Durch den daraus erhöhten Blutzucker wird mehr Insulin produziert, um diesen wieder abzubauen.
Aufgabe des Insulin ist es, die Zellen im Körper zu öffnen, um den Blutzucker wieder zu senken, in dem die Glucose (Kohlenhydrate) in den Zellen als Glykogen (Umbauprodukt der Glucose/Kohlenhydrate) gespeichert

wird. Allerdings wird Glucose nicht nur in den Muskelzellen, sondern auch in den Fettzellen gespeichert. Die somit vermehrt aufgenommene Glucose hemmt den Fettabbau und fördert sogar dessen Aufbau.

Da die Glucose nun in den Zellen ist und der Blutzuckerspiegel drastisch sinkt, wird wieder Cortisol ausgeschüttet, um uns mit Heißhunger zur Aufnahme von Kohlenhydraten zu bewegen. Schließlich soll weiterhin Energie für den Säbelzahntiger zur Verfügung stehen, falls er kommen sollte.
Meist bekommen wir jetzt Heißhunger auf Süßes. Geben wir dieser Versuchung nach, beginnt der Kreislauf von vorne:

Erhöhter Blutzucker → Insulin Ausschüttung → Hemmung der Fettverbrennung → Abbau und Senkung des Blutzuckerspiegels → Heißhungerattacke

Diese Schwankungen des Blutzuckerspiegels und die vermehrte Insulinproduktion wird durch dauerhaften Stress und dem damit verbundenen Cortisolspiegelanstieg natürlich noch mehr begünstigt.

Alles beginnt mit Stress!

Stress – Adrenalin – Cortisol – Bereitstellung von Fett/Glucose/Eiweiß für Flucht oder Kampf – keine Verwendung der Energie – Insulinproduktion – Speicherung der Energie in den Fettzellen – niedriger Blutzucker – Heißhunger – Stress + Kohlenhydratzufuhr – noch mehr Glucose (Energie), die nicht verbraucht wird, da keine „Flucht" stattfindet – Insulin .... usw.

Ein Teufelskreis entsteht!

Durch die permanente Insulinproduktion zur Senkung des Blutzuckerspiegels wird nicht nur die Fettzunahme begünstigt, sondern sie macht die Körperzellen auch resistenter gegen Insulin. Das bedeutet, dass sie immer weniger auf Insulin ansprechen, bis sie schließlich unempfindlich (resistent) werden. Der Zucker, der sich im Blut befindet, kann so nicht mehr in die Zellen gelangen.

Die Folge: Der Blutzucker wird langsamer abgebaut und es wird noch mehr Insulin produziert, um seine Wirkung zu entfalten. Es kommt zu einer dauerhaften

Überproduktion des Hormons in der Bauchspeicheldrüse. Erstreckt sich dieser Zustand über Jahre, erschöpfen die insulinproduzierenden Zellen in der Bauchspeicheldrüse und wir sprechen von der Krankheit Diabetes Mellitus Typ 2. Es wird nicht mehr genügend Insulin produziert, so dass es als Medikament zugeführt werden muss.

Das ist der Grund, warum Stress zu Übergewicht führt und uns langfristig krank macht!

Cortisol und seine Wirkung

Unter normalen Umständen ist Cortisol ein lebenswichtiges Hormon für den Menschen.

Es regelt unseren Blutdruck, wirkt auf das Immunsystem ein und wirkt entzündungshemmend. Ohne Cortisol wären wir ständig müde und abgeschlagen, wären unaufmerksam und unkonzentriert sowie infektanfällig durch ein verschlechtertes Immunsystem.

Die Natur hat sich da schon ein feines Konzept ausgedacht. Nur leider hat sie die Rechnung nicht mit den zivilisationsbedingten Veränderungen gemacht.

Unsere Auslieferung an Dauerstress und eine dadurch permanent erhöhte Cortisolproduktion ähnelt nun eher einer dauerhaften Cortisongabe, die als synthetisches Cortisol in der Pharmakologie verwendet wird. Folgende Begleiterscheinungen kennen wir von Cortison:

1. Fett wird zur Energiegewinnung freigesetzt und nicht „verbrannt". Somit wird es dann in Leber und Bauchfett eingelagert.
2. Als zweite Energiereserve wird Glucose freigesetzt, die den Blutzucker erhöht und auf lange Sicht zu einer Insulinresistenz oder sogar Diabetes führt.

3. Durch die dritte Energiereserve, dem Eiweiß, werden Muskeln (Muskelschwäche) und Knochen (Osteoporose) abgebaut.
4. Da Entzündungsreaktionen und Immunantworten im Körper eingedämmt werden, wird die Infektanfälligkeit gefördert.
5. Es kommt zu einer Steigerung des Blutdrucks
6. Es führt zur vorzeitigen Alterung
7. Der Körper will für weitere stressige Zeiten Reserven anlegen und reagiert mit Heißhunger.
8. Der Testosteronspiegel sinkt und mit ihm die Libido.
9. Ein zu hoher Cortisolspiegel am Abend sorgt dafür, dass kein Melatonin (Schlafhormon) produziert werden kann, was wiederum zu Schlafstörungen führt.

Diese Begleiterscheinungen, vor allem die der Gewichtszunahme, von dem Medikament Cortison kennt jeder. Das dieses Medikament allerdings unserem körpereigenem Hormon Cortisol nachempfunden wurde und eine Überproduktion dieses Stresshormons die gleichen Auswirkungen wie Cortison hat, ist kaum jemanden bewusst. Stress und Cortisol werden im

Zusammenhang mit Gewichtsreduktion kaum berücksichtigt.

Der krankmachende Teufelskreis ist aber noch nicht zu Ende!

Stressphasen und Auswirkungen auf den Hormonhaushalt

Erste Stressphase

Produktion der Stresshormone Adrenalin, Noradrenalin und Cortisol, deren Auswirkungen schon beschrieben wurden.

Zweite Stressphase

Durch die Stresshormone entstehen Mikronährstoffmängel, die u. a. für die Produktion vom Glückshormon Serotonin notwendig sind. Sinkt der Serotoninspiegel wird auch kein Melatonin (Schlafhormon) produziert, welches aus Serotonin gewonnen wird. Es kommt zu Schlafstörungen.
Serotoninmangel begünstigt ebenfalls Heißhungerattacken auf Süßes und einfache Kohlenhydrate.

Dritte Stressphase

Durch die dauerhafte Cortisolausschüttung wird auch der Stresshormongegenspieler DHEA, der Vorgänger vieler anderer Hormone, in zu geringer Menge ausgeschüttet.

DHEA gilt als Jungbrunnen der Zellen und ist für die Bildung von Testosteron und Östrogen verantwortlich. Bei einem DHEA-Mangel altern wir schneller, sind müde und abgeschlagen und die Libido sinkt.

Vierte Stressphase

Die Nebennieren haben so viel gearbeitet und Hormone (Cortisol, DHEA) produziert, dass sie erschöpfen und die Produktion herunterfahren.

Der Cortisol und DHEA-Spiegel fallen unter den Normwert. Da Cortisol für unsere Aufmerksamkeit und unseren Antrieb zuständig ist, können normale Alltagssituationen nicht mehr bewältigt werden. Wir alle haben schon von dieser Diagnose gehört: Burn out!

Hier soll es nicht um diese Diagnose gehen, aber es ist klar hervorzuheben, dass ein Burn-Out genau und ebenfalls aus dieser fehlenden Hormonproduktion entsteht.

Dieser Zustand wird durch eine Nebennierenschwäche hervorgerufen. Mögliche Symptome sind:

- Kraftlosigkeit
- Unfähigkeit mit Stress umzugehen
- Schnelle Überforderung, man wirkt weinerlich

- Starke Stimmungsschwankungen
- Grundlose Ängste
- Nachlassende Konzentrationsfähigkeit
- Gefühl der Muskelschwäche
- Niedriger Blutdruck, Schwindel
- Frühes Aufstehen am Morgen fällt sehr schwer
- Ständiger Heißhunger auf Süßes und Bedarf nach Kaffee und Cola
- Sich nie wirklich ausgeschlafen fühlen
- Infektanfälligkeit
- Gewichtszunahme

Unser Fokus soll natürlich weiter beim Abnehmen liegen und nicht bei den weiterführenden gesundheitlichen Problemen.

Stress hat einen hohen Einfluss auf unser Körpergewicht

Neben vielen Krankheiten führt dauerhafter Stress also zur Gewichtszunahme bzw. verhindert er die Gewichtsreduktion.

Hast Du auch schon sämtliche Diäten, Ernährungsumstellungen und sportliche Aktivitäten ausprobiert?

Kennst Du auch das Gefühl, egal wie sehr Du Dich bemühst, es tut sich einfach nichts oder es passiert nur wenig auf der Waage?

Alle Deine Bemühungen wollen einfach nicht fruchten und das Ganze wird von Diät- zu Diätversuch und von Jahr zu Jahr noch mühseliger?

Kann es vielleicht sein, dass Dein Körper mit ganz anderen Dingen beschäftigt ist?

Sollte Dein Stress - Level chronisch zu hoch sein, wird Dein Körper freiwillig keine Reserven (Fettdepots) freigeben.
Im Gegenteil, er ist damit beschäftigt, sich ein „dickes Fell" anzulegen. Er wappnet sich immer noch, aus der Evolution hervorgerufen, schon bald sehr viel Energie für Flucht oder Kampf gegen den Säbelzahntiger einsetzen zu müssen. Nur das passiert nicht mehr. Du sitzt weiter

in Hab-Acht-Stellung auf Deinem Schreibtischstuhl, legst Fettreserven an, aber Du rennst nie los.

Nur allzu oft ist uns gar nicht wirklich bewusst, wie Stress geplagt wir wirklich sind. Wir empfinden es oft schon als normal und haben uns daran gewöhnt. Bis der Körper uns die Quittung gibt. Die Gewichtszunahme ist erstmal nur ein Denkzettel!

Was löst Stress aus?

Je nach Wahrnehmung kann grundsätzlich alles Stress auslösen. Stress ist auch nicht nur psychischer Natur, sondern es gibt auch körperlichen, sensorischen oder metabolischen Stress.

Folgende Fragen können schon Aufschluss darüber geben, welchen Stressfaktoren Du täglich bewusst oder auch unbewusst ausgesetzt bist:

Psychischer Stress:

- Kommst Du nie zur Ruhe, um schöne Dinge einfach mal zu genießen?
- Hast Du ständig Zeitdruck, um Arbeit, Familie und soziale Kontakte unter einen Hut zu bekommen?
- Gibt es akute oder zurückliegende Schicksalsschläge, die Dich belasten?
- Bist Du nie zufrieden mit dem, was Du erreicht hast oder bist Du ein Perfektionist?
- Liebst Du Deinen Job oder hangelst Du Dich von Wochenende zu Wochenende und von Urlaub zu Urlaub?
- Bist Du glücklich in Deiner Beziehung?

Körperlicher Stress:

- Leidest Du unter chronischen Erkrankungen?
- Nimmst Du dauerhaft Medikamente ein?
- Leidest Du unter chronischen Schmerzen?
- Verrichtest Du schwere körperliche Arbeit?
- Trainierst Du zu hart und zu viel?
- Leidest Du unter Schlafstörungen?

Sensorischer Stress:

- Arbeitest Du viel am PC?
- Bist Du großen Lärmbelästigungen ausgesetzt?
- Musst Du permanent kommunizieren?

Metabolischer Stress:

- Ernährst Du Dich ungesund, unausgewogen und unregelmäßig?
- Gibt es Nahrungsmittelunverträglichkeiten?
- Konsumierst Du regelmäßig Koffein und Nikotin?

All diese Punkte dienen zunächst nur als Beispiel. Die Auflistung dieser Faktoren lässt sich beliebig erweitern.

Es gibt natürlich einige Menschen, die vielen dieser Stressoren ausgesetzt sind und trotzdem glücklich und besonnen durchs Leben gehen.
Anderen reichen 1- 2 dieser Punkte, um chronischem Stress ausgesetzt zu sein. Das hat nichts damit zu tun, wie belastbar man ist, sondern wie wir den Stress innerlich bewerten und verarbeiten.

Wenn einige dieser Stressfaktoren jedoch auf Dich zutreffen und Du schon seit langer Zeit mit Deinem Gewicht kämpfst, sollten wir uns im nächsten Kapitel dem Stressabbau widmen.

Teil II

Stressabbau

Stressabbau

Hormonelle Gegenspieler

Wir haben im Kapitel Stress festgestellt, welche hormonellen Auswirkungen die Stressverursacher auf unseren Körper, Stoffwechsel und somit auf unser Gewicht haben.

Zum einen hatten wir die Stresshormone Adrenalin, Noradrenalin und Cortisol, die Energiereserven freisetzen, die bei Nichtverwertung in Form von Fett gespeichert werden.

Ein weiterer Mitspieler ist das Insulin, das den Blutzucker wieder senken soll und somit ebenfalls die Einlagerung von Fett begünstigt.

Nicht nur in Bezug auf die Gewichtsabnahme, sondern auch auf die Gesundheit heißt es also für uns, diese Hormonspitzen zu reduzieren.

Da unser Körper über ein ausgeklügeltes und normalerweise selbstregulierendes System verfügt, gibt es zu den vorgenannten Hormonen natürlich auch Gegenspieler, deren Produktion wir unterstützen sollten.

DHEA (Das Jungbrunnen – Hormon)

Dieses Hormon wird auch als Jungbrunnen-Hormon bezeichnet. Es ist ein Gegenspieler des Cortisol. Wo Cortisol aufs Gas drückt, um uns anzukurbeln und aufzuputschen, drückt DHEA wieder auf die Bremse. DHEA senkt z. B. den Blutzucker und den Blutdruck. Des Weiteren soll es den stressbedingtem Alterungsprozess verlangsamen und uns unempfindlicher gegen Stress machen.

Da die körpereigene Produktion im Laufe des Lebens abnimmt, lässt sich auch erklären, warum jüngere Menschen scheinbar besser mit Stress umgehen können als Ältere.

DHEA ist zudem ein Hormon, aus dem Testosteron und Östrogen gewonnen wird, was zum einen die Leistungsfähigkeit und die Libido erhöht. Das daraus gewonnene Östrogen schützt uns ebenso vor Osteoporose und Gefäßverkalkung.

Die DHEA-Produktion kann durch Entspannungsübungen, ausreichenden Schlaf, körperlicher Bewegung und durch die Zufuhr des Spurenelementes Chrom erhöht werden.

Natürliche Zufuhr von Chrom:

- Meeresfrüchte (Miesmuscheln, Austern, Garnelen)
- Paranüsse
- Gouda

Eine weitere Möglichkeit ist natürlich die Zufuhr über ein Nahrungsergänzungsmittel (Supplementierung), wenn die natürliche Ernährung die Zufuhr nicht sicherstellt.

Serotonin (Das Glückshormon)

Serotonin wird umgangssprachlich als das Glückshormon bezeichnet. Serotonin besitzt vielfältige Wirkungen im menschlichen Organismus. Es hat Auswirkungen auf das Herzkreislaufsystem, auf das Magen-Darm-System, auf das Zentralnervensystem und somit auch auf unsere Stimmungslage, auf die Temperaturregulation des Körpers, auf unseren Schlaf-Wach-Rhythmus und auf unseren Appetit.

Häufig wird bei Depressionen ein deutlicher Serotoninmangel festgestellt. Einige der häufig verwendeten Antidepressiva sind Serotonin-Wiederaufnahmehemmer, die einen Abbau des Serotoninspiegels hemmen sollen und somit den depressiven Stimmungen entgegenwirken sollen.

Des Weiteren wird aus Serotonin am Abend das Schlafhormon Melatonin gebildet. Ein ausreichender und erholsamer Schlaf ist wichtig für die Erneuerung von Zellen, die Stabilisation des Stoffwechsels und natürlich die Erholung des Körpers. Wenn wir nicht erholt und ausgeruht sind, führt das wiederum zu Stress. Die Auswirkungen auf das Körpergewicht haben wir bereits detailliert besprochen. Aus diesem Grund ist ein ausreichender und erholsamer Schlaf wichtig für die Gewichtsreduktion.

Wie äußert sich ein Serotonin- und Melatoninmangel?

- Antriebslosigkeit und starke Müdigkeit
- Gesteigerte Reizbarkeit und schlechte Laune
- Unruhe und Angstzustände
- Erhöhtes Schmerzempfinden
- Häufiges Frösteln und Frieren
- Heißhungerattacken vor allem auf Süßes

Wie kann man den Serotonin-/Melatoninspiegel natürlich erhöhen?

Serotonin wird in unserem Körper aus folgenden Stoffen hergestellt:

- L-Tryptophan
  Es handelt sich um eine essentielle Aminosäure, die in Geflügel, Fleisch, Käse, Eiern und Nüssen enthalten ist

- Vitamin B3 und B6
  Diese Vitamine haben ihr natürliches Vorkommen in Fleisch, Fisch, Hülsenfrüchten und Nüssen

- Magnesium
  Dieser Mineralstoff kommt in reinem Kakaopulver, Kürbiskernen, Sonnenblumenkernen, Hülsenfrüchten und Nüssen vor.

- Zink
  Dieser Mineralstoff kommt in Kürbiskernen, Sonnenblumenkernen, Leinsamen und Haferflocken vor.

Das Hormon-Chaos durch Ernährung, Bewegung und Aktivierung des Bewusstseins ins Gleichgewicht bringen

Die richtige <u>Ernährung</u>, um der Gewichtszunahme durch permanenten Stress entgegenzuwirken bzw. um wieder abzunehmen

Zusammenfassend lässt sich nochmal sagen, das Cortisol- und Insulinspitzen langfristig vermieden werden müssen und dafür die Produktion von DHEA, Serotonin und Melatonin angekurbelt werden sollen.

All diese Punkte lassen sich, wie im vorangegangenen Kapitel bereits bei der Hormonproduktion beschrieben, durch eine überwiegend eiweiß- und saatenreiche Ernährung umsetzen.

Diese Ernährungsform hat folgende hormonelle Wirkung:

- Der **Insulinspiegel** wird gesenkt, weil der Blutzucker nicht mehr in die Höhe schießt, wie bei einer kohlenhydratreichen Ernährung.

- Der **Cortisolspiegel** wird gesenkt, weil es keine starken Blutzuckerschwankungen mehr gibt (siehe Insulinspiegel).

- Die **DHEA-Produktion** wird durch Chrom aus Meeresfrüchten, Gouda und Paranüssen begünstigt.

- Die **Serotonin-/Melatonin-Produktion** wird durch Geflügel, Fleisch, Käse, Eier, Nüsse und diverse Saaten wie Kürbiskerne, Sonnenblumenkerne und Leinsamen begünstigt.

Sollte die natürliche Ernährung diese Bestandteile, z. B. aufgrund von Unverträglichkeiten, nicht liefern können, sollten L-Tryptophan, Vitamin B3 und B6, Magnesium und Zink als Nahrungsergänzungsmittel supplementiert werden.

Diese Bestandteile werden im Körper zu 5 HTP, einem Zwischenprodukt bei der Serotoninherstellung, umgebaut. Da 5 HTP die direkte Vorstufe bei der Serotoninherstellung ist, kann die Produktion schneller laufen und somit auch wirken. Dieses Produkt kann ebenfalls als Nahrungsergänzungsmittel supplementiert werden.

ACHTUNG:

5 HTP wurde früher auch als Antidepressivum eingesetzt, da es die Bildung des Glückshormons Serotonin fördert. Aus diesem Grund darf dieses Supplement nicht in Verbindung mit Medikamenten zur Stimmungsaufhellung, wie die heutigen Antidepressiva (Serotonin-Wiederaufnahmehemmer) eingenommen werden, da sonst die Gefahr eines Serotonin-Syndroms (Überdosierung) hervorgerufen werden kann.

Um den Hormonhaushalt positiv über die Ernährung zu beeinflussen, ist aber nicht nur wichtig, was Sie essen, sondern auch wie!

Regelmäßige und kontrollierte Nahrungsaufnahme

Ein wichtiger Faktor ist die Regelmäßigkeit der Nahrungsaufnahme. Um den Blutzuckerspiegel konstant zu halten und den Körper nicht in die Situation einer künstlichen „Hungersnot“ zu bringen, ist es wichtig, den Körper ca. alle 4-5 Stunden mit Nahrung zu versorgen.

(Beispielhaft) Morgens 08.00 Uhr Frühstück

Mittags: 13.00 Uhr Mittag

Abends: 18.00 Uhr Abendmahlzeit

Zwischendurch sollte nichts gegessen werden. Zwischenmahlzeiten erhöhen nur den Blutzucker, führen zur vermehrten Insulinausschüttung und hemmen somit wieder die Fettverbrennung.

Zu wenig oder zu unregelmäßiges Essen führt hingegen zur Unterzuckerung, welche dem Körper wieder Stress verursacht. Cortisol wird produziert und die überschüssig bereitgestellte Energie wird in den Fettzellen gespeichert.

Bekommt der Körper zu wenig Energie, reagiert er mit Anpassung. Er will seine Fettreserven auf keinen Fall hergeben, falls er sie für noch schlechtere Zeiten benötigt.
Unsere Fettreserven können wir mit einem Sparbuch vergleichen. Haben wir ein regelmäßiges Einkommen, bezahlen wir den Urlaub auch gerne mal von unseren Reserven auf dem Sparbuch. Wird unser Gehalt allerdings gekürzt, geben wir auch nichts von unseren Reserven her. Wir senken unseren Verbrauch. Das macht der Körper mit Kcal und Fett, wenn er zu wenig bekommt.

Die Folge:
Wir essen weniger, nehmen aber nicht ab. Der Verbrauch passt sich weiter an und wir nehmen mit weniger Kcal sogar zu. Wir essen noch weniger, der Verbrauch passt sich weiter usw.

So entsteht u. a. der befürchtete Jo-Jo-Effekt nach Diäten. Wir nehmen zu Anfang einer Diät zügig und viel ab. Bis der Körper mit Panik seine Reserven schwinden sieht und sämtlichen überflüssigen Verbrauch drosselt. Weitere Diät-Versuche fallen durch die Anpassung des

Körpers immer schwerer. Da sich kein Erfolg einstellt, essen wir wieder normal (Warum soll ich Diät halten, wenn doch nix passiert!) und der Körper holt sich gierig seine Reserven wieder zurück. Er hat während der Diät gelernt mit weniger auszukommen. Jede Kcal, die er nicht verbraucht, kann er für noch schlechtere Zeiten in unseren Fettdepots „sparen".

Auch dieser Schutzmechanismus stammt wie die Hormonproduktion noch aus der Steinzeit, um uns vor dem Verhungern zu schützen, falls die Jagd nach dem Mammut mal für längere Zeit erfolglos ist. Leider hat unser Körper nicht mitbekommen, dass wir in unserer Zivilisation weder vor Säbelzahntigern flüchten, noch auf erfolgreiche Jagd gegen müssen, um zu überleben.

Koffein und Flüssigkeitszufuhr

Jeder kennt die aufputschende und wachmachende Wirkung von Koffein aus Kaffee oder auch Cola.

Welches Hormon wird wohl dadurch ausgeschüttet – aufputschend und wachmachend?
Richtig: Cortisol!

Durch Koffein wird künstlicher Stress erzeugt, der uns wach macht. Nur geht es gerade um Stressreduktion.
Das heißt: So wenig Kaffee wie möglich! (Ich denke von Cola brauchen wir im Zusammenhang mit Abnehmen nicht reden.)
Statt Kaffee sollte man die eine oder andere Tasse durch grünen Tee ersetzen, da er eine entspannende Wirkung auf den Körper hat.

Viel Trinken ist wichtig für die Gewichtsreduktion

Grundsätzlich sollten 2,5 bis 3,0 Liter aus Wasser und Tee zugeführt werden. Gerade die ausreichende Flüssigkeitszufuhr ist beim Abnehmen genauso wichtig, wie die Ernährung. Auch wenn Du keinen Durst verspürst, sollest Du auf diese Menge an Flüssigkeit kommen, um alle Stoffwechselfunktionen aufrecht zu erhalten. Durst ist ein Notsignal des Körpers vor Dehydrierung. Wenn Du erst bei Durst zum Wasser greifst, hast Du innerlich schon wieder Stress ausgelöst. Was das heißt, weißt Du mittlerweile.

Bewegung und Sport

Bewegung und Sport erhöhen nicht nur die Kcal-Verbrennung, was zur Gewichtsreduktion führt, sondern senken auch den Cortisol- und somit auch den Blutzuckerspiegel.

Der durch Stress erhöhte Cortisolspiegel stellt uns Energie für Flucht oder Kampf bereit. Verbrauchen wir diese Energie (wie in der Steinzeit), bleibt die Teufelsspirale der Hormonspitzen aus.

Allerdings sollten wir es nicht übertreiben. Stundenlanger Sport in hoher Intensität stellt wieder eine Stress-Situation für den Körper da.

30 Minuten tägliche Bewegung reichen schon aus, um den Cortisolspiegel effektiv zu senken. Empfehlenswert ist z. B. ein strammer Sparziergang oder ein leichtes Workout auf dem Laufband oder Ergometer am Abend. So wird der Stress des Tages gemindert und Serotonin wird ausgeschüttet, welches dann zu Melatonin für einen erholsamen Schlaft umgewandelt wird.

Natürlich sollte es eine Form der Bewegung oder eine Sportart sein, die einem auch gefällt und die nicht komplett erzwungen werden muss.

Entspannung

Ein weiteres wichtiges Tool beim Stressabbau und der Gewichtsreduktion ist natürlich die Entspannung. Die höchste Form der Entspannung ist der Schlaf. Hier ist der Cortisolspiegel im Blut am niedrigsten.

Das erklärt auch, warum uns Stress schlaflose Nächte bereitet, da hier das Stresshormon uns nicht zur Ruhe kommen lässt.

Wer allerdings aktiv an einer individuellen Entspannungstechnik arbeitet, wird auch nachts wieder schneller zur Ruhe finden.

Aus eigener Erfahrung weiß ich, dass man gerade im stressigen Alltag unter ständigem Zeitdruck leidet. Man weiß eh nicht, wie man alle Aufgaben an einem Tag erledigen soll. Zusätzlich soll man sich noch 30 Minuten bewegen oder gar sportlich betätigen und zum krönenden Abschluss jetzt auch noch Zeit für Entspannung finden?

Ja, genau! Das sollst Du tun! Du musst es sogar tun, um langfristig erfolgreich abzunehmen!

Auch bei der Entspannung sollte man 30 Minuten pro Tag einkalkulieren. Wann und wie man die Zeit einplant, hängt von der Vorliebe der Entspannungsform ab.

Für Zwischendurch im Laufe des Tages reicht es schon aus, sich mehrmals täglich 3-5 min. auf eine bewusste und tiefe Atmung in den Bauch zu konzentrieren. Diese Auszeiten sind immer drin.

Wenn man sich jedoch 30 Minuten am Stück, genau wie bei der Bewegung, täglich einplant, werden die Auswirkungen auf Körper und Gewicht noch schneller spürbar.

Ein schöner Beweis, dass es funktioniert, ist die Kur oder auch der Urlaub (gemeint ist nicht der All-Inclusive-Urlaub oder die Kegeltour mit Alkohol ohne Ende). Eine ausgewogene und vor allem regelmäßige Ernährung, Bewegung und Entspannung führen schon nach 2-3 Wochen zur gesunden Gewichtsreduktion.

Entspannungstechniken

Es gibt verschiedene Entspannungstechniken oder auch Rituale, die man einführen kann. Hier sollte man auch auf sein Innerstes hören, was einem gut tut und nicht zusätzlichen Stress hervorruft.

Eine der effektivsten Möglichkeiten ist die

Progressive Muskelrelaxation nach Jacobsen (PME)

Bei der PME werden verschiedene Muskelgruppen willentlich und bewusst angespannt und wieder entspannt. Zahlreiche Studien belegen die Wirksamkeit der PME gegen Stress und dessen körperliche Auswirkungen. Hierzu gibt es mittlerweile ein breites Angebot mit CDs, die schon Kurzprogramme ab 7 Minuten enthalten. So hat man die Möglichkeit die Übungen ohne weiteren Terminstress zu Hause durchzuführen.

Autogenes Training

Hierbei handelt es sich um konzentrative Selbstentspannung, die durch den Psychiater J. H. Schultz aus der Hypnose entwickelt wurde. Durch unterschiedliche Suggestionen werden mental verschiedene Bereiche des Körpers angesprochen und entspannt.

Autogenes Training wird ebenfalls in Kursen oder auch als Heimvarianten auf CDs angeboten. Da diese Variante für einige Menschen zu spirituell ist, hat sie nicht gleiche Anerkennung wie die PME. Manche Menschen können sich auf diese Art der Entspannung auch nicht konzentrieren oder einlassen. Wenn die Gedanken schon wieder zu den Alltagsproblemen springen und man während der Übung schon überlegt, was gleich noch alles zu erledigen ist, erzeugt dies eher neue Stresspotentiale.

Wenn Dir diese Entspannungstechniken nicht zusagen, weil ein aktives Entspannen Dich mehr stresst, als es entspannt, solltest Du Dir eine andere Entspannungstechnik suchen:

Malen, lesen, Musik hören, singen etc.

Was auch immer Dich entspannt, plane es fest in Deinen Tag ein. In kleinen Pausen zwischendurch oder als feste Einheit irgendwann am Tag.

Bedenke, dass Dir diese Zeit nicht fehlt: Stress lässt uns uneffektiver und unkonzentrierter arbeiten. Durch 30 Minuten am Tag entspannen wird auch unsere Leistungsfähigkeit in den anderen Zeiten gesteigert. Somit gewinnst Du effektiv sogar Zeit!

Du wirst gelassener mit Alltagssituationen umgehen können. Kennst Du das Gefühl, jemanden gegenüber ungerecht gewesen zu sein, einfach weil Du gerade genervt warst. Oft bekommen gerade unsere Liebsten, der Partner oder die Kinder; unseren Stress zu spüren. Wenn Du allerdings kleine Auszeiten für Dich selbst schaffst, fällt es Dir auch leichter, Dich für die schönen Dinge in Deiner Umgebung zu öffnen.

Wichtige Entscheidungen lassen sich ebenfalls leichter treffen, wenn Du kurz Abstand zu der Situation geschaffen hast und Dich etwas entspannt oder auch beruhigt hast. Der Blickwinkel verändert sich im relaxten Zustand.

Bewusstsein

Durch Ernährung, Sport und Entspannung können wir dem alltäglichen Stress also aktiv entgegentreten und ihn mindern.

Die effektivste Möglichkeit wäre jedoch die Stressfaktoren zu identifizieren und zu eliminieren. Das ist natürlich einfacher gesagt, als getan. Manche Umstände lassen sich nicht einfach ändern, wie z. B. eine eigene schwere Erkrankung oder die eines lieben Angehörigen oder gar der Verlust eines geliebten Menschen. Manches wird einfach von außen bestimmt und wir können es auch nicht ändern, jedoch können wir unsere Antwort auf die verschiedenen Umstände unseres Lebens ändern.

Das was uns wirklich zermürbt, sind oft keine schweren Schicksalsschläge, sondern das, was wir uns tagtäglich auferlegen und widerwillig durchstehen, bis wir am Ende nur noch funktionieren.

In den zahlreichen Gesprächen mit meinen Kunden zählte zu den größten Stressfaktoren, die Bewältigung

des Alltages mit seinen stetig wachsenden Mehrfachbelastungen. Gerade Frauen neigen dazu, allem und jedem gerecht werden zu wollen.
Die Anforderungen im Job steigen, der Haushalt nebst Einkäufen muss erledigt werden, die Kinder brauchen Unterstützung in der Schule, die Kinder sollen generell nicht zu kurz kommen und werden auch zu diversen Terminen gefahren, die partnerschaftliche Beziehung will gepflegt werden, vielleicht sind mittlerweile auch die Eltern pflegebedürftig, dann gibt es noch Freunde, Bekannte, Verwandte.......... die Aufzählung kann entsprechend weiter geführt werden.

Aber wo bleibst Du????

Das Leben aufräumen oder entrümpeln

Kennst Du das euphorische Gefühl, wenn Du nach Jahren mal die Schränke oder den Keller ausgemistet hast und alles, was Du nicht mehr brauchst, wegwirfst?

Am Anfang fällt es uns schwer, uns von gewohnten Dingen zu trennen, doch dann kommt das befreiende Gefühl, Ballast abzuwerfen. Und genauso müssen wir unser Leben entrümpeln.

Dafür müssen wir natürlich erstmal wissen, was für uns Ballast ist und was unsere Stressverursacher wirklich sind. Nur so können wir Prioritäten auf das Wichtige und Wesentliche setzen und Platz und Zeit schaffen für Dinge, die uns gut tun (z. B. Bewegung und Entspannung).

Stressverursacher finden

Vielleicht hast Du schon mal den Satz gesagt: „Mir ist im Moment einfach alles zu viel!"

Aber was genau ist es? Was davon ist wichtig, weniger wichtig und was ist vielleicht nur ein Energiefresser?

Schreibe Dir eine Liste mit all Deinen Aufgaben und Verpflichtungen aufgeteilt nach beruflichen, privaten und sonstigen sozialen Verpflichtungen? Beantworte Dir dann zu diesen Listen folgende Fragen:

- Was sind Deine größten Stressverursacher?
- Welche Aufgaben/Belastungen müssten wegfallen, damit es Dir besser geht?
- Wie können diese Aufgaben abgegeben oder eliminiert werden?

Mache Dir ebenfalls Gedanken zu Deinem sozialen Umfeld:

- Welche (n) Menschen, Freunde, Bekannte, Verwandte sind Dir wichtig?
- Mit wem möchtest Du Deine Zeit verbringen?
- Welche Kontakte sind gut für Dich und wer raubt Dir nur Energie?

Werde Dir bewusst, was gut für Dich ist und was Dich stresst. Miste Deine Aufgaben und Kontakte aus, wie Du es mit einem Schrank oder einem Keller machen würdest.

Dies ist natürlich ein sehr komplexes Thema, mit dem ein ganzes Buch gefüllt werden könnte. Ich möchte Dich an dieser Stelle nur bitten, Dich damit zu beschäftigen.

Prioritäten finden

Trotz des Aufräumens können immer noch Belastungen da sein, die sich nicht einfach eliminieren lassen. Aber Du hast es in der Hand, wie Du mit diesen Dingen umgehen willst und wo Deine Prioritäten liegen sollen.

Wenn Du Deine Zeit überwiegend mit Dingen verbringst, die Dir gut tun, die Du gerne machst, die Dir Spaß machen, in denen Du einen Sinn siehst, wird sich der negative Stress (Distress) zum positiven Stress (Eustress) wenden.

Egal ob Du Deine Prioritäten beruflich oder privat finden möchtest, stelle Dir dazu folgende Fragen:

- Was sind Deine Stärken?
  Stimmen Sie mit dem überein, was Du überwiegend tust?

- Was machst Du besonders gerne?
  Übst Du überwiegend die Tätigkeiten aus, die Du gerne magst. Wenn nicht, wie könntest Du das ändern? Wie würde sich dieser Status erreichen lassen?

- Was möchtest Du erreichen?
  Hast Du z. B. ein großes Ziel oder eine Vision, die Du erreichen möchtest?

- Was musst Du für dieses angestrebte Ziel tun oder verändern?
  Fehlen Dir z. B. irgendwelche Fähigkeiten, um dieses Ziel zu erreichen? Wie könntest Du diese erwerben? Oder fehlt Dir einfach nur die Zeit? Wie kannst Du Dir Freiräume dafür schaffen?

- Wenn Du diese Ziele erreichen möchtest, welche Prioritäten musst Du dann setzen?
  Was sind die Etappenziele, die Du Dir stecken musst? Was muss als Erstes dafür erledigt werden?

Setze Dir zunächst ein langfristiges Ziel. Definiere das Ziel ganz genau und bis wann Du es erreicht haben möchtest.

- Was muss bis dahin passieren?
- Was musst Du dafür tun?

Breche dieses Ziel jetzt auf das nächste Jahr herunter. Was sind Deine 3 Hauptprioritäten für das kommende Jahr mit Blick auf Dein langfristiges Ziel?

Breche das Jahr herunter auf die einzelnen Monate. Was sind Deine 3 Hauptprioritäten für den nächsten Monat im Hinblick auf das Jahresziel.

Die 3 Hauptprioritäten brichst Du schließlich auf die Woche und auf den Tag herunter.

Setze Dir feste Zeitfenster für Deine Prioritäten, Mahlzeiten, Bewegung- und Entspannungsphasen.
Wenn Du Dich wirklich nur auf 3 Dinge konzentrierst, wirst Du effektiver an diesen Aufgaben arbeiten können.

Setze Dir nicht zu hohe Tagesziele, so dass Du immer noch einen Zeitpuffer hast!

Teil III

Die Umsetzungsphase

Die Umsetzungsphase der Stress-Diät

Den Stress abbauen und das Gewicht reduzieren

Wie hoch ist Dein messbarer Stress

Du hast Dich wahrscheinlich in den vorangegangen Kapiteln schon wieder erkannt und weißt, was es heißt, mit den alltäglichen Aufgaben oft an Deine Grenzen zu stoßen. Wie bereits schon erwähnt, reagiert jeder Mensch unterschiedlich auf die verschiedenen Stressfaktoren in Abhängigkeit von seiner mentalen Einstellung und körperlichen Verfassung. Umso mehr Dich Deine persönlichen Stressverursacher belasten, umso höher wird Dein Cortisolspiegel sein. Um Dir sicher zu sein, wie es bei Dir aussieht, kannst Du Deinen Cortisolspiegel entweder über eine Blutentnahme beim Arzt testen lassen oder über Speichelprobe, die Du zu Hause selbst durchführen kannst. Dieses Speichelproben-Set kann man im Internet bei diversen Laboren bestellen. Wichtig ist dabei, dass es sich um keine Einmalmessung, sondern um eine Mehrfachmessung handelt. Über den Tag verteilt sollten

5 Proben entnommen werden, die dann an das Labor übersandt werden. Innerhalb weniger Tage bekommt man ein ausführliches Protokoll über seinen Cortisol- und somit Stresspegel. Dieses Set kostet je nach Labor inklusive Auswertung ca. 75,00 €.

Dein 14-tägiger Ernährungsplan mit anschließenden Erhaltungsmodellen

Damit über das Insulin keine überschüssige Energie eingelagert und gespeichert wird und die Fettverbrennung nicht blockiert wird, muss der Blutzuckerspiegel zunächst einmal gesenkt werden. Mit diesem 14-tägigen Plan drückst Du die Reset-Taste für Deinen Insulinspiegel.

Niedriger Blutzucker- → niedriger Insulinspiegel.

Die Bauchspeicheldrüse kann sich von ihrer Dauerproduktion einmal erholen und der Körper lernt wieder auf seine körpereigenen Energiereserven zurück zu greifen.

Dabei ist es wichtig die Kohlenhydratzufuhr, welche den Blutzucker erhöhen würde, komplett auf ein Minimum zu drosseln.

Der Plan ist auf 2 Wochen ausgelegt. In der ersten Woche werden die **Kohlenhydrate** ganz streng auf **maximal 20 g pro Tag** reduziert. Um dies zu gewährleisten, gibt es nur eine bestimmte Auswahl an Lebensmitteln, die zu sich genommen werden dürfen.

In der zweiten Woche kommen noch ergänzende Lebensmittel hinzu. Hier wird es aber schon ein bisschen einfacher, da die Kohlenhydratzufuhr nicht mehr auf 20 g begrenzt ist. Hier wird der Blutzuckerspiegel aufgrund der eingeschränkten Nahrungsmittelauswahl dennoch sehr gering gehalten.

Wer an dieser Stelle nur aus gesundheitlichen Gründen seinen Insulinspiegel senken möchte, kann aus den folgenden Listen der kohlenhydratfreien Lebensmittel und derer die nur Spuren enthalten so viel essen, wie er möchte. Er braucht nicht auf die Mengen und seinen Kcal-Bedarf zu achten.

Wer allerdings sein Gewicht reduzieren will, sollte natürlich auch auf seinen entsprechenden Kcal-Bedarf achten. Kiloweise Käse am Tag wäre da die falsche Herangehensweise.

Aus diesem Grund machen wir einen kurzen Abstecher zur Kcal-Bedarf-Berechnung:

Unser täglicher Kcal-Bedarf berechnet sich zum einem aus dem Grundumsatz, den wir benötigen um alle Körperfunktionen aufrecht zu erhalten, zum anderen aus dem Leistungs- und Arbeitsumsatz, der sich aus den verschiedenen körperlichen Aktivitäten ergibt.

Den Grundumsatz sollten wir nie unterschreiten. Wie gesagt, ist er für die Aufrechterhaltung unserer Körperfunktionen zuständig. Selbst im Koma würden wir diese Energie benötigen. Ein Unterschreiten dieser Kcal-Zufuhr gleicht wieder einer Hungersnot, die der Körper mit Stress quittiert und uns somit wieder nicht abnehmen lässt.

Berechnung des Grundumsatzes:

Mann: 1,0 kcal x kg Körpergewicht x 24 Stunden
Beispiel: 1,0 kcal x 90 kg Körpergewicht x 24 Stunden = 2160 kcal pro Tag

Frau: 0,8 kcal x kg Körpergewicht x 24 Stunden

Beispiel: 0,8 kcal x 75 kg Körpergewicht x 24 Stunden = 1.440 kcal pro Tag

Der enorme Unterschied im Kcal-Bedarf zwischen Mann und Frau erklärt sich durch die unterschiedliche Körperzusammensetzung. Da Männer über einen genetisch höheren Muskelanteil verfügen, verbrennen sie ohne mehr zu tun, einfach in Ruhe, mehr Kcal als Frauen. (Das Phänomen kennt fast jede Frau: Er isst die Chips, sie nimmt zu)

Berechnung des Arbeit– und Freizeitumsatzes

Zum Grundumsatz kommt jetzt natürlich noch der Arbeits- und Freizeitumsatz. Dieser wird mit dem sogenannten PAL-Wert (Physical-Activity-Level = Aktivitätsniveau) berechnet.

Grundumsatz x PAL-Wert= Gesamtenergiebedarf

Der Tages-PAL-Wert wird (aus) aus dem PAL-Arbeit, PAL-Freizeit und PAL-Schlaf geteilt durch 24 Stunden ermittelt.

In der folgenden Tabelle stehen die PAL-Werte pro Stunde. Diese multipliziert man mit der entsprechenden Stundenzahl in diesem Aktivitätslevel:

PAL-Wert-Tabelle

Aktivität	**PAL-Wert pro Stunde**
Schlaf	0,95
Sitzende Tätigkeit	1,2
Sitzend mit wenig Bewegung zwischendurch	1,4 – 1,5
Abwechslungsreiche Arbeit	1,6- 1,7
Überwiegend gehend/stehend	1,8-1,9
Körperlich anstrengend	2,0-2,4
Pro Stunde Sport in der Woche noch zusätzlich	0,1

Beispiel:

Schlaf: 8 Std x 0,95 =	7,6
Büroarbeit : 8 Std. x 1,6 =	12,8
Hausarbeit /Einkauf: 2 x 1,8=	3,6
Rest des Tages (Autofahrt, Couch etc.) 6 x 1,4 =	8,4
	32,4
Zusätzlich kommen 3 Std. Sport pro Woche dazu=	0,3
	32,7

Um den Tagesdurchschnitt-PAL-Wert zu erhalten wird dieser Wert durch 24 Stunden geteilt: 32,7 : 24 = 1,36

Der Gesamt-PAL-Wert des Tages beträgt 1,36.

Wie oben berechnet hat eine Frau mit 75 kg einen Grundumsatz von 1.440 kcal.

Dementsprechend beträgt der Gesamtkcal-Bedarf dieser Frau: 1.440 kcal x 1,36 PAL = 1.958 kcal.

Nimmt diese Frau 1.958 kcal zu sich, bleibt ihr Gewicht bei +/- 0. Erhöht sie die kcal-Zufuhr wird sie zunehmen, reduziert sie diese, wird sie abnehmen. Jedoch sollte der Grundumsatz von 1.440 kcal nicht unterschritten werden.

Um ein 1 kg Körperfett zu reduzieren, muss man ca. 7.000 kcal einsparen oder durch zusätzliche Bewegung verbrennen.

Reduziert sie also ihre kcal-Zufuhr pro Tag auf 1.500 kcal., spart sie täglich 458 kcal ein. Auf den Monat gesehen ergeben sich circa 14.000 Kilokalorien, was einer Abnahme von etwa 2 kg Körperfett entspricht.

Etwas mehr könnte es noch durch weitere Sporteinheiten werden. Allerdings sind 2,5 bis 3,0 kg Gewichtsverlust pro Monat ein gutes Maß, ohne einen Jo-Jo-Effekt befürchten zu müssen.

Bedenke dabei: Egal, wieviel Du abnehmen möchtest, Dein heutiges Gewicht war auch nicht von einem auf den anderen Monat da! Also nimm Dir Zeit und setz Dich nicht unter Druck. Das erzeugt wieder Stress!

Berechne zunächst Deinen Gesamt-Energiebedarf. In dem 14-tägigen Reset-Ernährungsplan dient er Dir als Richtlinie. Du brauchst keine kcal- Einsparung vornehmen, solltest Deinen Tagesbedarf aber auch nicht überschreiten.

Schaffst Du es allerdings ca. 400 kcal pro Tag einzusparen, veränderst Du nicht nur Deinen Stoffwechsel durch die Senkung des Insulin-Spiegels, sondern hast direkt größere Erfolge bei Gewichtsreduktion.

Aus den folgenden beiden Listen zu kohlenhydratfreien Lebensmitteln und Lebensmitteln mit Spuren von Kohlenhydraten kann pro Tag so viel gegessen werden, dass maximal der Gesamtkalorien-Bedarf erreicht wird.

Dies sind die empfohlenen Grundlebensmittel in Woche 1 und 2.

Darüber hinaus werden die beiden Wochen später noch durch ergänzende Lebensmittel erweitert.

Kohlenhydratfreie Lebensmittel für Woche 1

(Angaben pro 100g / 100 ml)

Geflügel

Hähnchenbrust	112 kcal
Putenbrust	105 kcal
Hähnchenkeule mit Haut	174 kcal
Ente	227 kcal
Gans	342 kcal

Lamm

Lammkotelett	348 kcal
Lammkeule	234 kcal
Lammfilet	112 kcal
Lamm-Brust	381 kcal

Rindfleisch

Rinderfilet	121 kcal
Rinderhüfte	108 kcal
Rinderlende (Roastbeef)	130 kcal
Rinderhackfleisch	216 kcal
Kalbsfilet	95 kcal
Kalbsbrust	131 kcal
Kalbsschnitzel	99 kcal

Schweinefleisch

Schweinefilet	104 kcal
Schweinekassler	151 kcal
Schweinekotelett	150 kcal
Schweineschnitzel	106 kcal
Schweinebauch	261 kcal
Schweinemett	279 kcal
Schweinehackfleisch	305 kcal

Wild

Hase	113 kcal
Kaninchen	152 kcal
Rehrücken	122 kcal
Wildschwein	162 kcal

Wurstwaren

Corned Beef	141 kcal
Bierschinken	169 kcal
Cervelatwurst	369 kcal
Fleischwurst	296 kcal
Leberkäse	297 kcal
Salami	371 kcal
Mettwurst	390 kcal
Kochschinken	125 kcal

Lachsschinken	116 kcal
Geflügelwurst mager	108 kcal
Knackwurst	300 kcal
Frankfurter Würstchen	272 kcal

Fisch und Meeresfrüchte

Kabeljaufilet	68 kcal
Heringsfilet	207 kcal
Steinbeißerfilet	80 kcal
Rotbarschfilet	105 kcal
Scholle	86 kcal
Seelachs	81 kcal
Thunfisch	144 kcal
Lachs	202 kcal
Zander	83 kcal
Aal	281 kcal
Garnelen	87 kcal
Flusskrebs	65 kcal
Tintenfisch	73 kcal

Bei Fischdauerwaren (Konserven) bitte dort auf die Nährwertangaben achten.

Fette

Butter	754 kcal
Schweineschmalz	898 kcal
Sämtliche Öle	900 kcal

Sonstiges

Gemüse-, Hühner- oder Rinderbouillon	3 kcal
Leinsamen	372 kcal
Mandelmilch	15 kcal

Lebensmittel mit Spuren von Kohlenhydraten

(Angaben pro 100 g/100 ml)

Auch diese Lebensmittel dürfen unbegrenzt bzgl. der Kohlenhydrate zugeführt werden. Allerdings darf der Gesamtbedarf der Kcal pro Tag nicht überschritten werden.

Käse

Alle nicht aufgeführten Milchprodukte enthalten für diese 14 Tage zu viele Kohlenhydrate. Light-Produkte haben z. B. deutlich mehr Kohlenhydrate, da ihnen schon das Fett entzogen wurde.

Bergkäse 45 %	386 kcal
Brie 60 %	369 kcal
Camembert 45 %	285 kcal
Cheddar 50 %	403 kcal
Edamer 40 %	355 kcal
Emmentaler 45 %	398 kcal
Feta 40 %	218 kcal
Gorgonzola	360 kcal
Gouda 48 %	343 kcal
Harzer	128 kcal

Hüttenkäse	81 kcal
Leerdamer 45 %	352 kcal
Limburger 20 %	184 kcal
Mozzarella 45 %	253 kcal
Parmesan	387 kcal
Schafskäse	314 kcal
Tilsiter 30 %	270 kcal
Ziegenkäse	280 kcal

Crème fraiche und Sahne werden bei den Lebensmitteln für die erste Woche bei den ergänzenden Lebensmittel aufgeführt, da sie mehr als nur Spuren von KH enthält.

Eier

Hühnerei Klasse S	67 kcal
Hühnerei Klasse M	81 kcal

Pilze

Austernpilze	11 kcal
Champignons	16 kcal
Morcheln	16 kcal
Pfifferlinge	15 kcal
Steinpilze	27 kcal

Ergänzende Lebensmittel für Woche 1

Die folgenden Lebensmittel enthalten nur wenige Kohlenhydrate pro 100g. Da die Kohlenhydratzufuhr in der ersten Woche jedoch auf ein Minimum, 20 g pro Tag, gesenkt werden, sollte hier das Hauptaugenmerk auf die Zusammenrechnung der Kohlenhydrate gelegt werden.

Tomaten haben z. B. 2,6 g KH pro 100 g. Um meine 20 g KH pro Tag nicht zu überschreiten, dürfte ich zu den kohlenhydratfreien Lebensmitteln max. 770 g Tomaten pro Tag zuführen und nichts anderes mehr aus der Liste.

Lebensmittel	Kcal	KH
Apfel-, Weinessig	0	0,6 g
Avocado	221 kcal	0,4 g
Artischocke	22 kcal	2,5 g
Aubergine	17 kcal	2,5 g
Bambussprossen	17 kcal	1,0 g
Blumenkohl	22 kcal	2,3 g
Brokkoli	26 kcal	2,5 g
Eisbergsalat	13 kcal	1,9 g
Endivie	14 kcal	1,2 g
Feldsalat	14 kcal	0,7 g

Fenchel	19 kcal	2,8 g
Frühlingszwiebel	23 kcal	3,0 g
Grünkohl	37 kcal	2,5 g
Gurke	12 kcal	1,8 g
Knollensellerie	19 kcal	2,3 g
Kohlrabi	23 kcal	3,7 g
Kopfsalat	11 kcal	1,1 g
Oliven	138 kcal	1,8 g
Paprika	19 kcal	2,9 g
Radicchio	13 kcal	1,5 g
Radieschen	14 kcal	2,1 g
Rhabarber	13 kcal	1,4 g
Rosenkohl	36 kcal	3,3 g
Rotkohl	22 kcal	3,5 g
Sauerkraut	17 kcal	0,8 g
Schwarzwurzel	18 kcal	2,1 g
Spargel	18 kcal	2,0 g
Spinat	16 kcal	0,6 g
Tomaten	17 kcal	2,6 g
Wirsing	25 kcal	2,5 g
Zucchini	19 kcal	2,2 g
Zwiebel	27 kcal	4,9 g
Crème fraiche / Sahne	378 kcal	2,5 g

Rezeptvorschläge für Woche 1

Zutaten jeweils für 1 Portion

Frühstücksvarianten

Leinsamenbrötchen (466 kcal, 1 g KH)

50 g fein geschroteter Leinsamen

1 Ei

20 g zerlassene Butter

1 TL Weinstein-Backpulver

Prise Salz

Backofen auf 200°C vorheizen und ein Backblech mit Backpapier auslegen.

Alle Zutaten zu einem glatten Teig verrühren. Mit feuchten Händen ein Brötchen formen und ca. 20 min. backen.

Käse-Rührei mit Tomaten (476 kcal, 2,6 g KH)

3 Eier (M)

50 geriebener Käse

100 g Cocktail-Tomaten

Prise Salz und Pfeffer

Etwas Olivenöl für die Pfanne

Eier mit den Gewürzen aufschlagen. Den geriebenen Käse unterheben. Die Pfanne etwas einfetten und auf mittlerer Stufe erhitzen. Das Rührei anbraten und mit halbierten Cocktail-Tomaten servieren.

Das Rührei kann auch als Omelett zubereitet werden.

Hüttenkäse mit Paprika /Tomaten (180 kcal, 2,8 g KH)

200 g Hüttenkäse

100 Paprika

alternativ 100 g Tomaten

Prise Salz und Pfeffer

Das entsprechende Gemüse fein würfeln und unter den Hüttenkäse heben. Mit Salz und Pfeffer abschmecken.

Käse-Schinken-Röllchen (485 kcal, 2,6 g KH)

100 g Gouda in Scheiben

100 g gekochter Schinken

100g Gurke

Kochschinkenscheibe mit Gouda belegen und aufrollen. Die Rolle in kleine mundgerechte Happen schneiden und mit Gurkenscheiben genießen.

Avocado-Spiegelei (330 kcal, 1,2 g KH)

½ Avocado

1 Ei

Salz

Pfeffer

Den Backofen auf 200 Grad vorheizen.

Bei der Avocado-Hälfte das Steinloch etwas vergrößern.

Das Ei vorsichtig aufschlagen und in das Loch füllen. Die Avocado 15-20 min. backen und mit Salz und Pfeffer bestreut servieren.

Gemüse-Eier-Muffins (397 kcal, 3,9 g KH)

3 Eier

1 Scheibe Kochschinken

½ Frühlingszwiebel

½ Paprika

3 Cocktail - Tomaten

25 g geriebener Gouda

Salz, Pfeffer

Den Ofen auf 220 °C vorheizen. Eier mit Salz und Pfeffer verquirlen. Alle Zutaten klein schneiden, in gefettete Muffinformen verteilen und das Ei darüber geben. Die Muffins jeweils mit etwas geriebenen Käse bestreuen und für 20 min. backen.

Gebackener Bacon mit Ei (297 kcal, 1,6 g KH)

3 Scheiben Bacon

2 Eier

Salz, Pfeffer

Den Backofen auf 180 Grad vorheizen. Fette 2 Muffinformen ein und kleide sie mit den Bacon-Scheiben aus (1/2 für den Boden und je 1 für den Rand). Achte

darauf, dass keine Lücken im Bacon sind, durch die das Ei austreten kann. Lasse den Bacon 5 min. backen, bis er leicht knusprig ist.
Die Eier vorsichtig aufschlagen und das ganze Ei je in eine Muffinform geben. Die Muffins für weitere 15 min. backen und mit Salz und Pfeffer würzen.

Hüttenkäse mit Walnüssen (432 kcal, 5,5 g KH)

200 g Hüttenkäse

30 g Mandelmilch

15 Walnüsse

1 EL geschroteter Leinsamen

1 EL Sonnenblumenkerne

1-2 TL Erythrit

Hüttenkäse mit der Mandelmilch verrühren. Die Walnüsse grob hacken und mit den anderen Saaten unterheben. Nach Bedarf mit Erythrit süßen.

Grüner Smoothie (256 kcal, 5,4 g KH)

100 g Tomaten

100 g Avocado

100 g Gurke

100 g Spinat

100 ml Wasser

1 Prise Kräutersalz

Alle Zutaten der in der o. a. Reihenfolge in den Mixer geben und ca. 30 Sek. zu einem cremigen Smoothie pürieren.

Schnittlauch-Spiegelei auf Zwiebelbett (298 kcal, 4 g KH)

1 Zwiebel

4 Stängel Schnittlauch

1 EL Butter

1 TL Kokosmehl

2 Eier

Pfeffer, Salz, Paprika

Die Zwiebel schälen und in dünne Ringe schneiden. Den Schnittlauch in kleine Röllchen schneiden.

Butter in der Pfanne schmelzen, die Zwiebelringe dazugeben und mit dem Kokosmehl bestäuben. Bei mittlerer Hitze ca. 10 min braten und mit Salz und Paprika würzen.

Die Eier einzeln über die Zwiebelringe geben und weitere 10 min. zum Spiegelei garen lassen.

Mit Pfeffer und Schnittlauch bestreuen und genießen.

Mittag- oder Abendessen

Kalte Küche auch zum Mitnehmen

Lachsröllchen auf Kressebett (555 kcal, 1,7 g KH)

1 kleines Ei

½ reife Avocado

1 TL Zitronensaft

4 Scheiben geräucherter Lachs

3 Stängel Dill

1 TL Meerrettich

Meersalz

½ Kästchen Kresse

Das Ei wachsweich kochen, mit kaltem Wasser abschrecken, halbieren und das Eiweiß in sehr feine Stücke hacken. Den Dill waschen, trocken schütteln und fein hacken. Das Fruchtfleisch der Avocado aus der Schale heben, mit einer Gabel fein zerdrücken und mit Zitronensaft beträufeln. Eigelb, Eiweiß und Dill mit der Avocadocreme gut verrühren und leicht salzen. Die Lachsscheiben mit Meerrettich bestreichen. Die Avocadocreme jeweils auf eine Lachsscheibe geben und diese aufrollen. Die Röllchen auf Kresse anrichten. Evtl. mit etwas Salz bestreuen.

Chicorée mit Lachstatar (308 kcal, 1,9 KH)

1 Ei

150 g geräucherter Lachs

1 TL Olivenöl

1 TL Zitronensaft

1 TL gehackte Zwiebeln

5 Chicorée - Blätter

5 Stängel Schnittlauch

Pfeffer, Salz

Das Ei hart kochen, schälen und in feine Würfel schneiden. Den Lachs ebenfalls in sehr feine Würfel schneiden. Olivenöl mit Zitronensaft, Pfeffer und Salz verrühren. Zwiebeln und Ei mit dem Lachs vermengen. Die Marinade unterrühren und das Ganze im Kühlschrank 30 min. durchziehen lassen. Auf **Chicorée** Blättern anrichten mit Schnittlauch bestreuen.

Käse Carpaccio (388 kcal, 3,6 g KH)

50 g Salatgurke

30 g Rucola

10 Stängel Schnittlauch

100 g Camembert

1 EL Obstessig

1 EL Walnussöl

2 EL Mineralwasser

Pfeffer, Salz

Gurke schälen und in sehr dünne Scheiben hobeln, Den Rucola waschen, trocknen, die harten Stiele entfernen und die Blätter klein schneiden. Den Schnittlauch waschen, trocknen und in Röllchen schneiden. Den Camembert in dünne Scheiben schneiden. Gurken, Rucola und Käse auf einem Teller anrichten. Aus dem Rest eine Marinade rühren und über das Carpaccio geben.

Roastbeef-Röllchen (297 kcal, 2,6 g KH)

5 Scheiben Roastbeef (150 g)

50 g Ziegenfrischkäse

50 g Mungo - Sprossen

1 EL Mineralwasser

Sprossen waschen, verlesen und abtropfen lassen. Den Ziegenfrischkäse mit Mineralwasser cremig rühren. Roastbeef-Scheiben, dünn mit Käsecreme bestreichen. Sprossen gleichmäßig darauf verteilen. Die Scheiben aufrollen und mit Zahnstochern feststecken.

Avocado-Tomaten-Salat (350 kcal, 6 g KH)

1 kleine Zwiebel

50 g Rotweinessig

25 g Olivenöl

je eine Prise Salz und Pfeffer

2 TL Pinienkerne

½ Avocado

1 TL Zitronensaft

1 Tomate

3 Radieschen

Schnittlauch

Für das Dressing die Zwiebel fein hacken und mit Essig, Olivenöl, Salz und Pfeffer verrühren.

Die halbe Avocado schälen, in dünne Scheiben schneiden und mit Zitrone beträufeln. Die Tomate in kleine Stücke schneiden und die Radieschen in feine Scheiben. Alles mit dem Dressing vermengen. Die Pinienkern kurz anrösten und mit den Schnittlauchröllchen über den Salat geben.

Gemischter Salat mit Hähnchenbrust

(590 kcal, 3 g KH)

150 g Eisbergsalat

1 Tomate

1 hartgekochtes Ei

40 g geriebener Gouda

2 Scheiben Frühstücksspeck

½ Hähnchenbrust

1 EL Olivenöl

2 EL Rotweinessig

1 EL Senf

Salz, Pfeffer

Den Salat in mundgerechte Stücke zupfen. Die Tomate in kleine Stücke schneiden.

Den Speck in einer Pfanne knusprig braten. Das Hähnchenbrustfilet mit Salz und Pfeffer würzen und ohne Zugabe von weiterem Fett in der gleichen Pfanne braten.

Den Eisbergsalat mit den Tomaten mischen. Das Ei und die Hähnchenbrust in Scheiben schneiden und auf den Salat geben. Den geriebenen Käse darüber streuen.

Aus Olivenöl, Rotweinessig, Senf, Salz und Pfeffer ein Dressing anrühren und über den Salat geben.

Wurstsalat (410 kcal, 5 g KH)

50 g Fleischwurst am Stück

30 g Fenchel

60 g Mozzarella

8 getrocknete Tomaten

50 g Radicchio

1 EL Olivenöl

1 TL Zitronensaft

1 TL Senf

½ TL Honig

Salz, Pfeffer

Die Fleischwurst halbieren und in feine Scheiben schneiden. Den Fenchel ebenfalls halbieren, vom harten Strunk befreien und in sehr feine Scheiben schneiden. Tomaten und Mozzarella in kleine Stücke schneiden. Den Salat in mundgerechte Stücke zupfen. Alle Zutaten vermischen und mit einem Dressing aus Olivenöl, Zitronensaft, Senf, Honig und Pfeffer anrichten.

Mediterraner Spargelsalat (330 kcal., 6 g KH)

250 g weißer Spargel

50 g Cocktailtomaten

50 g Mozzarella

2 Stängel Basilikum

2 EL Balsamico Essig

1 EL Olivenöl

Salz und Pfeffer

Den Spargel schälen, das holzige Ende entfernen und in Salzwasser garen. Die Tomaten halbieren und den Mozzarella in Scheiben schneiden.
Die Basilikumblätter fein hacken und mit Essig, Olivenöl, Salz und Pfeffer zu einem Dressing verrühren. Den gegarten Spargel in mundgerechte Stücke schneiden.

Tomaten und Mozzarella unterheben und das Dressing darüber geben.

Garten-Salat (145 kcal, 3 g KH)

100 g Rucola

¼ Schlangengurke

2 Cocktailtomaten

1 kleine Zwiebel

1 EL Balsamico-Essig

1 EL Olivenöl

½ TL Senf

Salz, Pfeffer

Den Rucola auf einem Teller anrichten. Die Gurke in feine Scheiben schneiden und darüber geben. Die Tomaten vierteln und dazu geben.

Die Zwiebel fein hacken und mit Essig, Öl, Senf, Salz und Pfeffer zu einem Dressing verrühren.

Den Salat mit dem Dressing anrichten.

Warme Küche in Woche 1

Bouillon mit Ei (85 kcal, 1,8 g KH)

5 Stängel Schnittlauch

¼ l Gemüsebouillon

1 kleines Ei

Schnittlauch in kleine Röllchen schneiden. Die Brühe aufkochen. Das Ei mit dem Schnittlauch verquirlen und langsam unter Rühren in die Brühe einlaufen lassen.

Schnelle Hühnersuppe (65 kcal, 1,3 g KH)

50 g gegartes Hühnerfleisch

1 dünne Scheibe Ingwer

¼ l Gemüsebrühe

1 Msp. Chilipulver

1 TL gehackte Petersilie

Fleisch in sehr kleine Stücke schneiden. Die Ingwerscheibe fein hacken. Brühe aufkochen lassen und mit Ingwer und Chilipulver würzen. Das Fleisch zufügen und kurz mit aufkochen lassen. Die Suppe mit Petersilie bestreut servieren.

Cremige Blumenkohl-Curry-Suppe (145 kcal, 5 g KH)

100 g Blumenkohl

1 kleine Zwiebel

1 Knoblauchzehe

2 TL Olivenöl

1 Msp. Kurkuma

1 Msp. Kardamom

1 Msp Koriander

150 g Gemüsebrühe

50 ml Kokosmilch

Salz, Pfeffer

Blumenkohl in Röschen teilen. Zwiebel und Knoblauch schälen und hacken.

Das Öl in einem Topf erhitzen. Zwiebel ca. 5 Minuten darin andünsten, denn den Knoblauch dazugeben und schließlich auch den Blumenkohl. Gewürze darüber (drüber) geben und ca. 3 min. dünsten.

Brühe und Kokosmilch angießen und die Suppe abgedeckt ca. 20 min. köcheln lassen.

Anschließend alles fein mit dem Mixstab pürieren und mit Salz und Pfeffer nochmal abschmecken.

Champignoncremesuppe (81 kcal, 1,6 g KH)

50 g Champignons

1 TL Butter

1 Msp. Chilipulver

200 ml Gemüsebrühe

1 EL Sahne

1 TL gehackte Petersilie

Champignons in Scheiben schneiden. Die Butter in kleine Topf erhitzen und die Champignonscheiben unter Rühren anbraten. Mit Chili würzen und mit der Brühe ablöschen. Bei schwacher Hitze 12 min. köcheln lassen. Die Suppe mit einem Mixstab pürieren und die Sahne unterrühren. Mit Petersilie bestreut servieren.

Bunte Hackspießchen (788 kcal, 5,1 g KH)

150 g Rinderhackfleisch

1 Msp. Chilipulver

Salz

1 EL Olivenöl

125 g Mozzarella

6 Cocktailtomaten

6 Basilikumblätter

200 g Mungo-Sprossen

Hackfleisch mit Chili und Salz würden. Aus der Masse kleine Kugeln formen. Das Öl in einer Pfanne erhitzen und die Bällchen darin bei mittlerer Hitze ca. 10 min. anbraten. Käse in 6 gleichgroße Stücke schneiden. Je eine Tomate, 1 Basilikumblatt, einen Käsewürfel und 1 Hackfleischbällchen abwechselnd auf einen Spieß schieben. Sprossen, waschen und verlesen und mit dem Spieß anrichten.

Sauerkraut mit Geflügelwürstchen (347 kcal, 2,6 g KH)

1 TL Sonnenblumenöl

300 g Sauerkraut

2 Geflügelwürstchen

1 TL Senf

Öl in einem Topf erhitzen, Sauerkraut zugeben und bei schwacher Hitze unter Rühren anbraten. 2 EL Wasser zugeben und zugedeckt 5 min. köcheln lassen. Würstchen auf das Kraut legen und zugedeckt bei schwacher Hitze weitere 5 min ziehen lassen.

Würstchen und Kraut zusammen mit dem Senf servieren.

Gratinierte Putenmedaillons (737 kcal, 7,5 g KH)

250 g Zucchini

1 kleine Tomate

125 g Mozzarella

200 g Putenbrust

Pfeffer, Salz, Thymian

2 EL Olivenöl

Zucchini von den Enden befreien und in feine Scheiben schneiden. Die Tomate und den Mozzarella je in fünf Scheiben schneiden. Das Fleisch in fünf Medaillons schneiden und mit Salz, Pfeffer und Thymian würzen.

Den Backofen auf 250 °C vorheizen. Öl in einer Pfanne erhitzen und die Medaillons von jeder Seite 4 min. braten. Anschließend das Fleisch in eine Auflaufform setzen und mit je einer Scheibe Tomate und Mozzarella belegen. Im Backofen ca. 10 min. gratinieren. Die Zucchinischeiben währenddessen im restlichen Fett in der Pfanne anbraten, mit Salz und Pfeffer abschmecken und mit den Medaillons servieren.

Gefüllte Champignons (785 kcal, 2,9 g KH)

8 große Champignons

1,5 EL Sonnenblumenöl

Salz, Pfeffer, Thymian

3 Stängel Petersilie

200 g Rinderhackfleisch

50 g geriebener Gouda

200 g Kopfsalat

10 Stängel Schnittlauch

1 EL Apfelessig

Die Champignonstiele herausbrechen und fein würfeln. 1 EL Öl in der Pfanne erhitzen, Pilzwürfel darin scharf anbraten und in einer kleinen Auflaufform verteilen.
Den Backofen auf 180°C vorheizen. Petersilie fein hacken. Das Hackfleisch mit Salz, Pfeffer und Thymian würzen und die Petersilie unterheben. Die Hackmasse in die Pilzköpfe füllen, auf die gebratenen Pilzstücke setzen und mit Käse bestreuen. Im Backofen ca. 25 min. überbacken. Den Salat in mundgerechte Stücke zupfen und den Schnittlauch in Röllchen schneiden. Den Salat mit restlichem Öl und Apfelessig beträufeln, salzen und pfeffern und mit Schnittlauch bestreuen. Salat zu Champignons servieren.

Schinken-Pilz-Pfanne mit Ei (387 kcal, 3,6 g)

150 g Austernpilze

½ Bund Schnittlauch

30 Rindersaftschinken

30 g Schafskäse

1 TL Butter

Pfeffer, Salz

2 Eier

2 EL Mineralwasser

Austernpilze in Streifen schneiden. Den Schnittlauch in feine Röllchen schneiden. Schinken würfeln und den Käse zerbröseln. Butter in einer Pfanne erhitzen, Schinken kurz darin anbraten und Pilze dazugeben. Mit Salz und Pfeffer würzen und so lange braten bis sie leicht gebräunt sind. Die Eier mit Mineralwasser, Schafskäse und Salz verquirlen und über die Pilze gießen. Bei schwacher Hitze stocken lassen. Die Masse zusammenschieben und fertig backen. Mit Schnittlauch bestreut servieren.

Gebratene Knoblauch-Garnelen (365 kcal, 3,0 g KH)

2-3 Knoblauchzehen

½ rote Chilischote

12 mittelgroße Garnelen (küchenfertig)

3 EL Olivenöl

Pfeffer, Salz

2 EL gehackte Petersilie

Knoblauch schälen und in dünne Scheiben schneiden. Chilischote entkernen und in sehr feine Würfel hacken. Öl in einer Pfanne erhitzen. Knoblauch und Chili zufügen und für 30 Sekunden dünsten. Garnelen zugeben und unter wenden ca. 4-5 min. braten. Mit Salz und Pfeffer würzen und mit Petersilie bestreut servieren.

Gyrospfanne mit Schafskäse überbacken

(662 kcal, 5,2 g KH)

1-2 Knoblauchzehen

3 EL Olivenöl

Salz, Pfeffer

Je 1 TL Rosmarin und Oregano

200 g Rinderhack

200 g Champignons

50 g Schafskäse

200 g Chinakohl

10 Stängel Schnittlauch

1 TL Distelöl

1 EL Apfelessig

Für die Marinade Knoblauch schälen fein hacken. Das Olivenöl mit Knoblauch, Salz, Pfeffer, Rosmarin und Oregano verrühren. Das Fleisch in feine Scheiben schneiden. Mit Marinade vermischen und im Kühlschrank 2 Stunden ziehen lassen.

Champignons in Scheiben schneiden. Fleisch leicht abtropfen lassen, in einer großen Pfanne portionsweise anbraten, dann herausnehmen und beiseite stellen. Pilze im restlichen Bratfett unter Rühren 5 Minuten braten, dann Fleisch wieder zugeben. Den Grill auf 250°C vorheizen. Fleisch in eine Auflaufform geben, den Schafskäse darüber zerbröseln und unter dem Grill 5-7 min. überbacken, bis der Käse weich und leicht gebräunt ist. In der Zwischenzeit Chinakohl in Streifen schneiden. Den Schnittlauch in Röllchen schneiden. Den Kohl auf einem Tell anrichten, mit Distelöl und Essig beträufeln, leicht salzen, pfeffern und mit Schnittlauch bestreuen. Mit dem Gyros servieren.

Lachs mit Pfefferkruste und Spinat

(684 kcal, 2,9 g KH)

400 g frischer Spinat

1 kleine Knoblauchzehe

1 EL Butter

Salz

1-2 TL eingelegter grüner Pfeffer

200g Lachsfilet

1 EL Sonnenblumenöl

Spinat zerkleinern. Den Knoblauch schälen und fein hacken. Butter erhitzen und den Knoblauch darin glasig dünsten. Den Spinat zufügen, leicht salzen und zugedeckt bei mittlerer Hitze 3 min. dünsten. Den eingelegten Pfeffer grob zerdrücken. Das Fischfilet leicht salzen. Den zerdrückten Pfeffer auf der Oberseite verteilen und festdrücken. Das Öl in einer Pfanne erhitzen, den Lachs darin 4 bis 5 min. braten, dann wenden und weitere 4-5 min. braten. Mit dem Spinat servieren.

Scholle mit buntem Salat (462 kcal, 5,1 g KH)

1 kleine Knoblauchzehe

2 EL Olivenöl

Kräutersalz

200g Scholle

200g Frisée- Salat

3 Radieschen

6 grüne Oliven

1 TL Apfelessig

Pfeffer, Salz

1 TL frische Thymianblättchen

Für die Marinade den Knoblauch schälen und durch eine Presse drücken. Mit 1 EL Öl und Kräutersalz mischen. Den Fisch von beiden Seiten mit der Marinade und 15 min. ziehen lassen. Eine beschichtete Pfanne erhitzen und den Fisch darin von jeder Seite 3 Minuten braten. Den Salat in mundgerechte Stücke zerpflücken. Die Radieschen putzen und in dünne Scheiben schneiden. Die Oliven in Scheiben schneiden. Den Salat anrichten, mit Essig, dem restlichen Öl, Pfeffer, Salz und Thymian würzen und mit der Scholle servieren.

Schweinefilet im Speckmantel (446 kcal, 5 g KH)

1 Zweig Rosmarin

2 Zweige frischer Thymian

100 g Schweinefilet

2 Scheiben Bacon

1 EL Butter

1 rote Paprika

1 EL Kokosöl

Pfeffer, Salz

Die Nadeln und Blättchen von Rosmarin und Thymian abzupfen und grob hacken. Die Hälfte der Kräuter mit etwas Pfeffer mischen und das Filet darin wälzen.

Das Filet in die Bacon - Scheiben wickeln. Butter in der Pfanne erhitzen und das Fleisch 2-5 min. braun anbraten. Dann den Deckel schließen und die Filets bei schwacher Hitze 15-20 min. schmoren lassen.

In der Zwischenzeit die Paprika längs halbieren, Kerne und Strunk entfernen und in Stücke schneiden. Das Öl in der Pfanne erhitzen und Paprika darin bei mittlerer Hitze 10-15 min. braten. Mit Salz und Pfeffer würzen. Die restlichen Kräuter zur Paprika geben und mit dem Fleisch servieren.

Speckhähnchen mit Spargelsalat (620 kcal, 6 g KH)

200 g grüner Spargel

1 EL Weißweinessig

Salz, Pfeffer

1 TL Senf

½ Honig

2 EL Olivenöl

200 g Hähnchenbrustfilet

35 g Frühstücksspeck

1 EL Butter

Den Spargel nur im unteren Drittel schälen und die Enden abschneiden. Längs halbieren und in 2 cm Stücke schneiden. Die Frühlingszwiebel ebenfalls in Stücke schneiden.

Den Essig mit 2 EL Wasser, Salz, Pfeffer, Senf und Honig verrühren. 2 EL Olivenöl nach und nach unterrühren.

Backofen auf 180°C vorheizen und ein Backblech mit Backpapier auslegen. Das Fleisch rundum pfeffern, salzen und in Speckscheiben einwickeln.

Butter in der Pfanne erhitzen und Hähnchen darin von jeder Seite 2 min. anbraten. Danach im Ofen ca. 15 min. fertig garen.

In der gleichen Pfanne Spargel und Frühlingszwiebeln darin bei mittlerer Hitze 3-4 min. braten. Ebenfalls mit Salz und Pfeffer würzen. Das Gemüse mit dem Dressing mischen und mit dem Fleisch servieren.

Zoodles alla carbonara (584 kcal, 6 g KH)

200 g Zucchini

1 Knoblauchzehe

40 g Frühstücksspeck

1 Ei

40 g Parmesan

1 EL Olivenöl

Salz, Pfeffer

Bei den Zucchini Enden abschneiden und mit dem Spiralschneider in dünne Spaghetti schneiden. Die Zucchininudeln salzen und beiseite stellen.

Den Knoblauch schälen und fein hacken. Frühstücksspeck würfeln. Die Eier mit der Hälfte des Käses verquirlen.

In einer großen Pfanne das Öl erhitzen, Knoblauch und Speck darin anschwitzen. Die Gemüsenudeln in die Pfanne geben und ca. 2 min. braten. Die Pfanne vom

Herd nehmen und die Eiermasse als Soße darüber geben. Mit Salz und Pfeffer würzen. Die Nudeln auf dem Teller anrichten und mit dem restlichen Käse bestreuen.

Käse-Flammkuchen (486 kcal, 4 g KH)

50 g Emmentaler gerieben

50 g Hüttenkäse

1 Ei

10 g Sojamehl

30 g Schinken

40 g Lauch

40 g Creme fraiche

Butter

Den Backofen auf 200 °C vorheizen. Ein Backblech mit Backpapier auslegen.

Den Emmentaler mit dem Hüttenkäse, Ei und Sojamehl vermischen. Den Teig dünn auf dem Backpapier verstreichen und ca. 10 backen. Den Kuchen mithilfe eines weiteren Backpapiers wenden und nochmal 10 min. backen.

Den Schinken würfeln und den Lauch in Ringe schneiden. Lauchringe in einer Pfanne mit etwas Butter leicht andünsten.
Den Kuchen nach der Backzeit mit Creme fraiche bestreichen und mit Schinken und Lauch belegen. Den Kuchen nochmal 5 Minuten backen und genießen.

Rotbarsch in Champignon-Sahne-Soße
(297 kcal, 1 g KH)

1 Frühlingszwiebel
1 Knoblauchzehe
1 EL Olivenöl
100 ml Gemüsebrühe
100 g Champignons
50 ml Sahne
1 EL Zitronensaft
Salz, Pfeffer
etwas Petersilie zum Bestreuen

Frühlingszwiebel in feine Ringe schneiden. Den Knoblauch fein hacken und die Champignons in Scheiben schneiden.

Öl in einer Pfanne erhitzen und Frühlingszwiebeln mit Knoblauch darin andünsten. Pilze dazu geben und mit Salz und Pfeffer würzen.

Den Fisch auf das Gemüse legen und ebenfalls mit Salz und Pfeffer würzen. Die Gemüsebrühe angießen und 10 min. dünsten bis der Fisch weich ist.

Den Fisch kurz warm stellen und die Brühe weiter einkochen lassen. Eigelb, Sahne und Zitronensaft verrühren und in die Soße mischen. Nochmal kurz aufkochen lassen und zusammen mit dem Fisch servieren.

Rotbarsch-Zucchini-Auflauf (425 kcal, 6 g KH)

200 g Zucchini

100 g Rotbarschfilet

Salz, Pfeffer

2 TL Zitronensaft

1 TL Thymian

25 g Parmesan gerieben

1 EL Pinienkerne gehackt

2 Stängel Dill

1 Ei

½ EL Butter

1/3 der Zucchini in Scheiben schneiden, den Rest grob raspeln und mit Salz bestreuen. Das Rotbarschfilet in Stücke schneiden, mit Zitronensaft beträufeln und mit Salz, Pfeffer und Thymian würzen.

Zucchiniraspel gut ausdrücken und die Hälfte davon in eine kleine gefettete Auflaufform geben. 1/3 des Parmesans über die Raspel streuen und die Hälfte der Pinienkerne drüber geben. Die Fischstücke darauf verteilen und die restlichen Zucchiniraspel und Pinienkerne darüber legen.

Den Dill hacken und mit dem Ei verrühren, mit Salz und Pfefferwürzen. Eimasse über den Auflauf gießen und den restlichen Parmesan darüber streuen. Die Zucchinischeiben darauf legen, etwas Butter hinzufügen n(drüber geben) und im vorgeheizten Ofen bei 175°C etwa 45 Minuten backen.

Eierkuchenröllchen mit Oliven (450 kcal, 4 g KH)

2 Eier

1,5 EL Sahne

1 EL zerlassene Butter

1 EL gehackte Petersilie

Salz, Pfeffer, Muskatnuss

1 EL Butter

75 g Ricotta

50 g gehackte schwarze Oliven

Eier mit Sahne, zerlassener Butter und der Petersilie verrühren und mit Salz, Pfeffer und Muskatnuss würzen. Butter in einer Pfanne erhitzen und aus der Masse einen Eierkuchen backen.

Ricotta mit Olivenstücken verrühren. Den Eierkuchen damit bestreichen, aufrollen und in Frischhaltefolie wickeln. Ca. 1 Stunde ruhen lassen. Die Folie abziehen und die in Rollen in 3 cm breite Scheiben schneiden.

Paprika - Muffins (3 Stück 372 kcal, 6 g KH)

60 g Kochschinken

½ rote Paprika

1 Zwiebel

3 Eier

Salz, Pfeffer

Backofen auf 180°C vorheizen. 3 Muffinformen leicht einfetten.

Schinken, Paprika und Zwiebel fein würfeln.

Eier in einer Schüssel verquirlen, Schinken, Paprika und Zwiebeln unterrühren und mit Salz und Pfeffer würzen. Die Masse auf die Förmchen verteilen und 18-20 backen.

Pesto-Brokkoli-Muffins (3 Stück 510 kcal, 3 g KH)

1 Stängel Basilikum

1 Knoblauchzehe

25 g Mandeln

35 ml Olivenöl

Salz, Pfeffer

1 Zwiebel

2 TL Kokosöl

50 g Brokkoli

50 g Schinkenspeck

2 Eier

Basilikumblätter, Knoblauch, Mandeln, Olivenöl, Salz und Pfeffer im Mixer zu einem Pesto verarbeiten.

Den Ofen auf 180°C vorheizen. Zwiebel schälen und fein hacken.

Das Kokosöl in einer Pfanne erhitzen und die Zwiebel darin glasig dünsten. Brokkoli und Schinkenspeck klein schneiden und zu der Zwiebel in die Pfanne geben bis der Brokkoli weich ist.

Die Masse mit den Eiern und 2-3 EL des Pestos in einer Schüssel vermischen. Muffinformen leicht fetten und die Masse hineinfüllen. Ca. 30 min. im Ofen backen und mit dem restlichen Pesto servieren.

Spinatgefüllte Hähnchenbrust (572 kcal, 3,8 g KH)

1 Schalotte

1 Knoblauchzehe

1 EL Butter zum braten

100 g frischer (n) Spinat

1 EL Pinienkerne

75 g Feta

Pfeffer

200 g Hähnchenbrust

3 Scheiben Bacon

Backofen auf 180°C vorheizen.

Schalotte und Knoblauch fein hacken und in Butter glasig anbraten. Den Spinat kurz mit in die Pfanne geben bis er zusammenfällt.

Pinienkerne ohne Fett in einer Pfanne anrösten. Den Fetakäse fein bröseln und zusammen mit den Pinienkernen unter den Spinat heben. Mit Pfeffer abschmecken.

Mit einem scharfen Messer eine tiefe Tasche in die Hähnchenbrust schneiden. Die Tasche mit der Spinatmasse füllen und die Hähnchenbrust mit den Bacon-Scheiben umwickeln. Die Hähnchenbrust in eine Auflaufform legen und ca. 30 min. im Ofen garen.

Die erste Woche ist geschafft!

Wie Du siehst, gibt es eine Menge Rezeptideen, bei deren Kombination man unter 20 g Kohlenhydrate pro Tag bleibt und trotzdem eine leckere und abwechslungsreiche Nahrung zu sich nimmt.

In dieser ersten Woche haben wir Deinen Blutzucker- und Insulinspiegel deutlich senken können. Die Bauchspeicheldrüse wurde mal auf „Urlaub“ geschickt. Um sie nicht direkt wieder zu überfordern, beginnen wir in Woche 2 die Kohlenhydratzufuhr wieder zu erhöhen. Es folgt eine ergänzende Lebensmittelauswahl, z. B. mit Obstsorten, die über einen niedrigen Kohlenhydratanteil verfügen.

Des Weiteren brauchst Du die Kohlenhydrate in dieser Woche nicht mehr zählen. Lediglich die Kcal sollten weiterhin im Auge behalten werden. Denn auch zu viele Kcal aus Eiweiß oder Fett, führen natürlich nicht zur Gewichtsreduktion!

Ergänzende Lebensmittel für Woche 2

Angaben auf 100 g/100 ml

Lebensmittel	Kcal	KH
Apfel	54 kcal	14,4 g
Brombeeren	53 kcal	6,2 g
Buttermilch	38 kcal	4,2 g
Chia - Samen	486 kcal	8,0 g
Erdbeeren	32 kcal	5,4 g
Erdnüsse natur	636 kcal	9,5 g
Flohsamenschalen	215 kcal	12,0 g
Grapefruit	45 kcal	7,4 g
Galia - Melone	26 kcal	5,6 g
Gewürzgurken	25 kcal	4,3 g
Haselnüsse	644 kcal	10,5 g
Heidelbeeren	42 kcal	7,4 g
Himbeeren	43 kcal	4,8 g
Honigmelone	57 kcal	12,4 g
Johannisbeeren	33 kcal	4,8 g
Joghurt 1,5 %	61 kcal	6,3 g
Kiwi	62 kcal	9,1 g
Kefir 1,5 %	45 kcal	4,4 g
Kokosmehl	320 kcal	9,0 g
Kuhmilch 1,5 %	47 kcal	4,9 g

Kürbis	63 kcal.	12,6 g
Mandeln	612 kcal	4,5 g
Mandelmehl	360 kcal	9,5 g
Orange	47 kcal	8,3 g
Papaya	43 kcal	7,2 g
Quark 20 %	97 kcal	3,6 g
Sesam	572 kcal	10,2 g
Walnüsse	696 kcal	6,3 g
Weißkraut	25 kcal	4,2 g
Wassermelone	39 kcal	8,3 g

Ergänzende Rezeptideen für Woche 2

Ergänzende Rezeptideen für das Frühstück

Tomaten–Paprika-Brot (pro Scheibe 96 kcal, 3 g KH)

Zutaten für 26 Scheiben:

1 rote Paprika

100 g getrocknete Tomaten

400 g Magerquark

6 Eier

80 g gemahlene Mandeln

20g Mandelmehl

100 g Sesamsamen

60 g gemahlene Leinsamen

2 TL Weinstein-Backpulver

Salz, Chilipulver

Kürbiskerne zum Bestreuen

Den Backofen auf Grillfunktion vorheizen und ein Backblech mit Backpapier auslegen.

Die Paprikaschote im Ofen so lange grillen bis die Haut schwarz ist. Dann in ein feuchtes Tuch wickeln, abkühlen lassen und die Haut abziehen. Das Fruchtfleisch in kleine Stücke schneiden. Die Tomaten ebenfalls in kleine Würfel schneiden.

Quark und Eier glatt rühren, dann Mandeln, Mandelmehl, Sesam, Leinsamen und Backpulver einrühren. Paprika- und Tomatenwürfel unterheben mit Salz und Chilipulver würzen.

Den Teig in 2 Laibe formen und auf das Backpapier geben. Mit Kürbiskernen bestreut ca. 70 min. bei 150°C backen.

Frühstücksbrötchen (pro Stück 210 kcal, 4 g KH)

Zutaten für 4 Stück:

1 EL Sonnenblumenkerne

1 EL Goldleinsaat

2 TL gemahlene Flohsamenschalen

60 g Kokosmehl

Prise Salz

1 gestrichener TL Backpulver

2 große Eier

2 TL Olivenöl

90 g saure Sahne oder Schmand

Den Backofen auf 200°C vorheizen und ein Backblech mit Backpapier auslegen. Sonnenblumenkerne und Goldleinsaat hacken und mit Flohsamenschalen, Kokosmehl, Salz und Backpulver in einer Schüssel vermischen.

Eier; Öl und saure Sahne hinzugeben und alles gut verkneten. Ca. 5 min. ziehen lassen, bis der Teig nicht mehr so klebrig ist. Den Teig zu flachen Brötchen formen und diese 20-30 Minuten goldbrauch backen lassen.

Knuspriges Saatenbrot

(pro Scheibe á 50g, 171 kcal, 1,6 g KH)

200 g gemahlene Mandeln

250 g Sonnenblumenkerne

50 g Leinsamen geschrotet

50 g Flohsamenschalen

50 g Haselnüsse gehackt

80 g Chia Samen

1 TL Meersalz

1 EL Weinsteinbackpulver

30 g Kokosöl

450 ml warmes Wasser

Alle trockenen Zutaten (kein Öl und kein Wasser) in eine große Schüssel geben und gründlich vermengen.
Anschließend Öl und Wasser zugeben und mit den Händen zu einem gleichmäßigen Brotteig kneten. Den Teig ca. 10 min. quellen lassen.
Den Ofen auf 180 °C vorheizen und ein Backblech mit Backpapier auslegen. Aus dem Teig einen Brotlaib formen und fest zusammendrücken, damit das Brot später nicht zerfällt. Auf das Backblech setzen und ca. 60 min. im Ofen backen. Das Brot vor dem Anschneiden gut auskühlen lassen.

Chiapudding-Erdbeer-Smoothie (168 kcal, 14 g KH)

250 ml Mandelmilch

2 gehäufte EL Chia - Samen

½ Orange

125 g Erdbeeren

1 EL Pinienkerne

Für den Pudding die Chiasamen Chia - Samen mit 150 ml Mandelmilch in einem hohen Glas verrühren und über Nacht im Kühlschrank quellen lassen.

Die halbe Orange schälen und zerkleinern und mit den Erdbeeren und 100 ml Mandelmilch in einem Mixer dickflüssig pürieren und auf den Pudding geben. Den Smoothie mit Pinienkernen bestreuen und genießen

Himbeer-Omelette (513 kcal, 15 g KH)

2 Eier

50 ml Milch

20 g gemahlene Mandeln

10 g Mandelmehl

10 g gehackte Mandeln

80 g Himbeeren

1 Prise Salz

1 TL Xucker

etwas Butter

Eier trennen. Das Eiweiß mit Salz und Xucker steif schlagen. Eigelb mit gemahlenen Mandeln, Mandelmehl und Milch vermischen und vorsichtig unter den Eischnee heben. Himbeeren vorsichtig unterheben.

Etwas Butter in eine Pfanne geben und den Teig ca. 10 min. bei mittlerer Hitze stocken lassen. Dann vorsichtig wenden und die andere Seite noch kurz anbräunen lassen.

Himbeer-Apfel-Quark (448 kcal, 16,7 g KH)

½ Apfel

60 g Himbeeren

250 g Quark (20 %)

50 g Mandelmilch

1-2 EL Erythrit

1 EL Leinsamen geschrotet

Den Apfel entkernen und in kleine Würfel schneiden. Den Quark mit Mandelmilch und Erythrit zu einer glatten Creme verrühren. Hebe die Apfelwürfel und Himbeeren unter die Creme. Mit Leinsamen bestreut servieren.

Kokosquark (591 kcal, 11,0 g KH)

10 g Kokosraspel

10 g gehackte Mandeln

250 g Quark 20 %

100 ml Kokosmilch

2 EL Erythrit

Ein paar Kokosraspel und gehackte Mandeln zum Garnieren zurückhalten. Die restlichen Zutaten zu einer gleichmäßigen Creme verrühren und mit den restlichen Raspeln verrühren.

Ergänzende Rezepte für das Mittag- und Abendessen

Kalte Küche auch zum Mitnehmen

Spargelsalat mit Feta und Walnüssen

(542 kcal, 11,7 g KH)

200 g Spargel

2 Tomaten

50 g Schafskäse

3 Stängel Petersilie

1 EL Walnussöl

1 EL Rapsöl

1 EL Balsamico - Essig

1 EL Rotweinessig

25 g Walnüsse

Den Spargel schälen, die holzigen Enden abschneiden und 1 cm lange Stücke schneiden. Tomaten und Schafskäse in kleine Stücke. Petersilienblätter abzupfen und fein hacken.

Walnussöl in einer Pfanne bei mittlerer Temperatur erhitzen und Spargel darin unter Rühren 5 min. braten. Mit Salz und Pfeffer abschmecken.

Für das Dressing Rapsöl, Balsamico und Rotweinessig mit Salz und Pfeffer verrühren. Tomaten auf einem Teller anrichten, Spargel darüber geben und den Schafskäse darauf verteilen. Das Dressing darüber geben und mit Walnüssen und Petersilie bestreut servieren.

Cole Slaw (310 kcal, 19,1 g KH)

½ Weißkohl

1 große Möhre

1 Schalotte

75 g Joghurt

25 g Salatmayonnaise

Saft von einer ½ Zitrone

1 TL Erythrit

Salz, Pfeffer

Die äußeren Blätter vom Weißkohl entfernen und die restlichen Blätter in feine Streifen schneiden oder hobeln. Die Möhre schälen und ebenfalls fein hobeln.
Die übrigen Zutaten zu einem Dressing verrühren und das Gemüse untermischen. Den Salat ca. 1 Stunde im Kühlschrank ziehen lassen.

Avocado-Hähnchen-Salat mit Mango

(621 kcal, 24,7 g KH)

1 cm frischer Ingwer

½ rote Chilischote

1 EL Kokosöl

1 Hähnchenbrustfilet

Salz, Paprikapulver

2 Zweige Thymian

½ Radicchio

½ Mango

½ Avocado

2 EL Zitronensaft

1 EL Olivenöl

1 EL Sesamsamen

Ingwer schälen und in feine Scheiben schneiden. Chilischote mehrmals einritzen.

Kokosöl in einer Pfanne erhitzen und die Hähnchenbrust mit Salz und Paprikagewürz einreiben. Anschließend zusammen mit dem Ingwer, Thymian und der ganzen Chilischote je ca. 6 min. von allen Seiten goldbraun braten.

Den Radicchio grob zerkleinern. Die Mango schälen und das Fruchtfleisch der halben Frucht in Würfel schneiden.

Die Avocado schälen und die halbe Frucht in feine Scheiben schneiden. Diese mit Zitronensaft beträufeln. Restlichen Zitronensaft mit 2 EL Wasser, Salz, Pfeffer und Olivenöl verrühren. Radicchio, Mango, Avocado und Sesam in einer Schüssel vermischen und das Dressing darüber geben. Die Hähnchenbrust in Scheiben geschnitten darauf verteilen.

Apfel-Möhren-Hüttenkäse (328 kcal, 20,4 g KH)

½ Apfel

1 kleine Möhre

1 TL Zitronensaft

200 g Hüttenkäse

1 EL Leinsamen geschrotet

1 EL Erythrit

Apfel und Möhre fein raspeln und mit dem Zitronensaft vermischen. Hüttenkäse, Leinsamen und das Erythrit hinzugeben und gut vermengen.

Avocado mit Cremefüllung (402 kcal, 9,6 g KH)

½ Avocado

1 Knoblauchzehe

80 g Doppelrahm-Frischkäse

25 g Creme fraiche

15 g Pesto Calabrese

2 Basilikumblätter

Salz, Pfeffer

1 Cocktailtomate

Die Avocado längs halbieren und den Kern herausnehmen. Mit einem Löffel die halbe Avocado soweit ausschälen, dass noch ca. ½ cm Rand stehen bleibt.

Das Fruchtfleisch mit grob gehacktem Knoblauch, Frischkäse, Creme fraiche, Pesto, Basilikum, Salz und Pfeffer pürieren.

Die Creme in die Avocado – Hälfte füllen und mit einer Cocktailtomate garnieren.

Einfacher Krautsalat (220 kcal, 16,7 g KH)

250 g Weißkohl

½ Paprikaschote

1 Zwiebel

1 TL Zitronensaft

2 EL Erythrit

Pfeffer, Salz

70 ml Kräuteressig

1 EL Olivenöl

250 ml Mineralwasser

Den Weißkohl vorm Strunk befreien und in feine Streifen schneiden oder raspeln.

Die Zwiebel und die Paprika fein Würfeln und zum Kraut geben.

In einem Mixbecher Erythrit, Öl, Salz, Pfeffer, Zitronensaft, Essig und Mineralwasser vermischen.

Die Marinade zum Weißkohl geben und gut vermengen.

Den Salat abdecken und über Nacht im Kühlschrank ziehen lassen. Vor dem Servieren die übrige Flüssigkeit abgießen.

Zitronenquark (389 kcal, 9,8 g KH)

Saft einer ½ Zitrone

2 Eiklar

250 g Quark 40%

Erythrit

Das Eiweiß mit dem Handmixer schön steif schlagen.

Die anderen Zutaten in einer Schüssel vermischen.

Den Eischnee unter die heben und zu einer Creme verrühren.

Aprikosen mit Mascarponecreme (512 kcal, 16,6 g KH)

2 Aprikosen

40 g Erythrit

Mark einer ½ Vanilleschote

25 ml Wasser

25 g Mandeln gestiftet

80 g Mascarpone

70 g griechischer Joghurt

Aprikosen von Steinen befreien und in Würfel schneiden und (gib) diese mit 10 g Erythrit, dem Vanillemark und dem Wasser in einen kleinen Topf geben . Das Obst ca. 5 min. zu einem Kompott köcheln und danach abkühlen lassen.

Die Mandeln mit 20 g Erythrit für 5 bis 10 min. erhitzen, bis die Mandeln gebräunt und das Erythrit geschmolzen ist. Gib das heiße Krokant auf Backpapier zum Auskühlen.

Vermenge die Mascarpone, den griechischen Joghurt und 10 g Erythrit zu einer gleichmäßigen Creme.

Schichte zuerst den Kompott in einen hohes Glas, gib die Creme darüber und bestreue sie mit dem Mandelkrokant.

Ergänzende warme Küche in Woche 2

Gyros - Auflauf (765 kcal, 16,1 g KH)

1 Paprika

1 Zwiebel

1 Knoblauchzehe

1 EL Butter

125 g Schweinegeschnetzeltes

1 TL Oregano

1 TL Majoran

1/2 TL Thymian

1 TL Paprikagewürz

1/2 TL Koriander

½ TL Kreuzkümmel

Salz, Pfeffer

50 g Creme fraiche

50 g Schmand

50 g Schlagsahne

40 g Emmentaler gerieben

Backofen auf 160°C vorheizen. Paprika von Kernen befreien und in Würfel schneiden. Die Zwiebel in feine Ringe schneiden und den Knoblauch in feine Scheiben.

Butter in einer Pfanne erhitzen und das Fleisch darin anbraten. Anschließend Zwiebel und Knoblauch dazugeben. Dann die Paprika mit allen Gewürzen unterheben und kurz anbraten.

Das Gyros in eine Auflaufform geben. Creme fraiche, Schmand und Sahne zu einer Masse verrühren und über das Fleisch geben. Alles gleichmäßig mit Käse bestreuen und ca. 30 min. im Ofen überbacken.

Hackbraten gefüllt mit Paprika und Feta

(6139 kcal, 27,5 g KH)

2 Paprika

1 Zwiebel

1 Knoblauchzehe

1 Tomate

30 g Fetakäse

130 g Rinderhackfleisch

1 kleines Ei

½ TL Senf

Salz, Pfeffer

30 g Creme fraiche

1 TL Majoran

2 TL Paprikagewürz

Den Backofen auf 160°C vorheizen.

Die Paprikas entkernen. Eine Schote in kleine Würfel schneiden, die andere in feine Streifen. Die Tomate in Spalten schneiden. Zwiebel, Knoblauch und Feta in kleine Würfel schneiden.

Das Hackfleisch mit dem Ei, Salz, Pfeffer und Senf vermengen. Die Paprikawürfel, Feta und je die Hälfte von der Zwiebel und dem Knoblauch unter die Hackmasse heben. Aus der Hackmasse einen kleinen Laib formen und in eine Auflaufform legen.

Aus Creme fraiche, Tomatenmark und den restlichen Gewürzen eine Soße rühren. Die Paprikastreifen, Tomaten, die restlichen Zwiebel- und Knoblauchwürfel unterheben und zu dem Hackbraten in die Form geben.

Das Ganze (ganze für 40 min. im Ofen garen.

Gemüse-Schinken-Rösti (639 kcal, 11,0 g KH)

1 kleine Möhre

½ Zucchini

1 großes Ei

60 g Schinkenwürfel

75 g Cheddar-Käse gerieben

1 TL Pfeffer

Prise Muskatnuss

Den Backofen auf 180°C vorheizen.

Zucchini und Möhre fein reiben.

Das Ei mit dem Cheddar, den Schinkenwürfeln, Muskatnuss und Pfeffer verquirlen. Die Gemüsestreifen unterheben und ca. 20 min. ruhen lassen.

Die abgesetzte Flüssigkeit abgießen und den Teig mit der Hand ausdrücken.

Ein Backblech mit Backpapier auslegen und aus dem Teig Taler darauf formen. Für 20 min. im Ofen backen.

Zwiebelkuchen (635 kcal, 11,3 g KH)

2 kleine Eier

50 g körniger Frischkäse

25 g gemahlene Mandeln

10 g Leinsamen geschrotet

2 TL Flohsamenschalen

2 TL Chia - Samen

1 TL Backpulver

1 Zwiebel

Butter zum Braten

40 g Schinkenwürfel

100 g Schmand

1 TL Petersilie getrocknet

Pfeffer, Salz

Den Backofen auf 175°C vorheizen.

Ein Ei und Frischkäse mit dem Handmixer verrühren. Mandeln, Leinsamen, Flohsamen und Chia - Samen unter die Eimasse quirlen bis ein Teig entsteht. Backe den Teig in einer Mini-Springform für 20 Minuten vor.

Die Zwiebel halbieren und in Ringe schneiden. Diese in erhitzter Butter glasieren. Den Schinken dazu geben und kurz mit anbraten.

Das zweite Ei mit dem Schmand, Petersilie, Salz und Pfeffer verrühren und die Zwiebel-Schinkenmasse unterheben. Den Belag auf den vorgebackenen Kuchenboden geben und für weitere 30 min. backen.

Käse-Lauch-Suppe (565 kcal, 13,5 g KH)

½ Stange Lauch

1 Zwiebel

Butter zum Braten

100 g Rindergehacktes

½ Liter Rinderbrühe

50 g Schmelzkäse

50 g Frischkäse

1 Prise Pfeffer

Den Lauch gut putzen und in Ringe schneiden. Die Zwiebel abziehen und fein würfeln.

Butter in einem Topf erhitzen und die Zwiebel darin anbraten. Das Hackfleisch dazu geben und krümelig braten. Das Fleisch mit der Brühe ablöschen und den Lauch zufügen.

Schmelzkäse und Frischkäse unterrühren, mit Pfeffer abschmecken und nochmal 10 min. köcheln lassen.

Schüttelpizza (863 kcal, 12,2 g KH)

100 g Rindergehacktes

Butter zum Braten

1 Paprika

50 g geriebener Mozzarella

2 Eier

25 g gemahlene Mandeln

100 g Hüttenkäse

2 TL Oregano

Salz, Pfeffer

25 g Parmesan

Backofen auf 200 °C vorheizen. Das Hackfleisch in erhitzter Butter krümelig braten.

Die Paprika entkernen und in kleine Würfel schneiden.

Die Eier mit den gemahlenen Mandeln, dem Hüttenkäse und Oregano verquirlen. Mit Salz und Pfeffer würzen.

Das Hackfleisch, Paprika, Mozzarella und den Parmesan unterheben.

Ein Backblech mit Backpapier auslegen und die Masse drauf verteilen. Die Pizza 30 bis 35 min. backen lassen.

Zucchini-Pizza mit Hähnchen (581 kcal, 13,6 g KH)

1 Zucchini

100 g geriebener Gouda

3 EL passierte Tomaten

100 g gebratene Hähnchenbrust in Scheiben

Pfeffer, Salz

1 TL Oregano

Den Backofen auf 180 °C vorheizen.

Die Zucchini längs in feine Scheiben schneiden. Ein Backblech mit Backpapier auslegen und die Zucchini - Scheiben kreisförmig überlappend zu einem Pizzaboden auslegen. Den Boden für 20 min. vorbacken, so dass die Zucchini leicht knusprig wird.

Anschließend die Hälfte des Käse über die Zucchini streuen und nochmals 5 bis 10 min. backen.

Den Pizzaboden mit den passierten Tomaten bestreichen, mit Salz und Pfeffer würzen und die Hähnchenbrust darauf verteilen. Mit dem restlichen Käse bestreuen und nochmal so lange backen bis der Käse geschmolzen ist. Mit Oregano bestreut servieren.

Zucchini-Reibekuchen (420 kcal, 17 g KH)

1 Zucchini

Salz

2 Frühlingszwiebeln

1 Knoblauchzehe

1 EL Parmesan

1 Ei

1 Prise Muskatnuss

Pfeffer nach Geschmack

Butter zum Braten

1 Tomate zum Garnieren

Die Zucchini raspeln und in einem sauberen Küchentuch ausdrücken. Anschließend auf Küchenpapier auslegen und mit Salz bestreut ca. 30 min. ruhen lassen, um dem Gemüse weiteres Wasser zu entziehen.

Die Frühlingszwiebel in feine Ringe und den Knoblauch in feine Würfel schneiden.

Verquirle das Ei mit dem Parmesan, den Frühlingszwiebeln, dem Knoblauch, Muskatnuss und Pfeffer. Füge die Zucchini hinzu und verrühre alles zu einem Teig. Die Butter in einer Pfanne erhitzen und aus dem Teig kleine Reibekuchen formen. Diese von beiden Seiten ca. 2-3 min. goldbraun backen.

Mit Tomatenspalten servieren.

Wie geht's weiter?

Durch diese zwei hocheffektiven Eiweißwochen wurde für Deinen Stoffwechsel die Reset-Taste gedrückt. Der Blutzuckerspiegel wurde gesenkt und die Bauchspeicheldrüse konnte sich von der ständigen Insulinproduktion erholen. Dein Körper wurde daran erinnert, dass er die dauerhaft angehäuften Fettreserven auch zur Energiegewinnung nutzen kann. Die Fettverbrennung ist nun wieder aktiviert.

Jetzt nutzt es natürlich nichts wieder in komplett alte Verhaltensmuster zurückzufallen. Dann beginnt der Teufelskreis von vorne. Allerdings ist es auch nicht von Vorteil, jedem dauerhaft die gleichen Ernährungsrichtlinien aufs Auge zu drücken. Darum muss jeder für sich die passende Variante finden, dauerhaft einer Insulinresistenz entgegenzuwirken.

Optimal wäre somit den Blutzucker durch überwiegend eiweißreiche Ernährung konstant zu halten. Dies würde nicht nur die Insulinproduktion dämmen und damit die Fettverbrennung begünstigen, sondern hilft uns auch die Serotonin- und Melatoninproduktion zu steigern, um weiterhin dem Stress auch über die Ernährung entgegenzuwirken.

Wenn es Dir nicht schwer fällt überwiegend auf Kohlenhydrate zu verzichten, würde eine weiterführende Ernährung folgendermaßen aussehen:

Morgens:

Überwiegend Kohlenhydrate, wie Vollkornbrot, Vollkornbrötchen, Müsli, Obst in Kombination mit anderen Lebensmitteln

4 bis 5 Stunden Pause (keine Snacks zwischendurch)

Mittags:

Überwiegend Eiweiß, wie Fisch, Fleisch, Geflügel, Milchprodukte, Eier in Kombination mit Salaten, Gemüse oder auch Obst

4 bis 5 Stunden Pause (keine Snacks zwischendurch)

Abends:

Eiweiß in Kombination mit Salat und Gemüse (kein Obst)

Alkohol sollte möglichst gemieden werden. Über den Tag verteilt sollten allerdings 2,5 bis 3,0 Liter Wasser oder Tee getrunken werden.

Diese Ernährungsform erfordert allerdings ein hohes Maß an Disziplin. Nicht jeder mag dauerhaft auf die allseits beliebten Kohlenhydrate in Form von Kartoffeln, Nudeln, Reis etc. verzichten, ganz zu schweigen von dem ein oder anderen Stück Schokolade oder auch mal einem Glas Wein am Abend.

Dann empfiehlt es sich den Blutzuckerspiegel durch die verschiedenen Fastenmodelle konstant zu halten.

Das Intervallfasten ist nicht nur eine Diät-Modeerscheinung, sondern hat wissenschaftlich fundiert positive Auswirkungen auf unseren Hormonhaushalt und unseren Stoffwechsel.

Der Vorteil bei diesen Varianten ist, dass keine Lebensmittel während der Essphasen verboten sind. Nichts desto trotz sollte man aber auch hier auf eine ausgewogene und gesunde Ernährung achten und auch hier seinen Kcal-Bedarf im Auge behalten.

Fastenmodelle

16:8

Das bedeutet, dass Du 16 Stunden am Tag fastest und innerhalb von 8 Stunden essen darfst. Hier entscheidest Du, ob Du besser morgens oder abends eine längere Esspause einlegen kannst. Das es vielen morgens früh sowieso schwer fällt zu frühstücken, würde die Methode wie folgt umgesetzt werden können:

Morgens 11 Uhr Frühstück
Mittags 15 Uhr Mittagessen
Abends 19 Uhr Abendessen

Außerhalb dieser Zeiten darf nur Wasser, Tee oder schwarzer Kaffee getrunken werden. Auch Alkohol würde das Fasten außerhalb der Essenszeit brechen.

Die Zeiten sind natürlich variabel. Man kann auch morgens um 8 Uhr beginnen und dafür um 16 Uhr das letzte Essen. Man kann das Model auch an verschiedenen Tagen ändern, da z. B. eine Abendveranstaltung oder Feier ansteht. Somit beginnt der nächste Tag viel später.

5:2

Bei diesem Modell darf an 5 Tagen in der Woche ganz normal gegessen werden und an 2 Tagen wird gefastet. Fasten bedeutet hier, dass Frauen max. 500 kcal und Männer max. 800 kcal in Form von Rohkost und gegartem Gemüse zu sich nehmen dürfen.
Des Weiteren darf über Tag Gemüsebrühe getrunken werden. Tee und Wasser sollte natürlich wieder ausreichend zu sich genommen werden.
Diese Variante eignet sich, wenn man sich nicht täglich mit vorgeschriebenen Essenszeiten befassen möchte.

6:5

Ein weiteres und sehr effektives Modell, was den Alltag allerdings kaum beeinträchtigt ist die Variante sich 6 Wochen ausgewogen zu ernähren und dann 5 Tage zu fasten.
Auch hier versteht sich unter einer ausgewogenen Ernährung, dass man seinen Kcal-Bedarf nicht aus den Augen verliert. Aber grundsätzlich ist zunächst alles erlaubt.
An den 5 Fastentagen dürfen Frauen max. 800 kcal und Männer 1000 kcal aus Rohkost und gegartem Gemüse zu sich nehmen. Auch hier darf über den Tag verteilt

Gemüsebrühe getrunken werden. Tee und Wasser sollten wieder ausreichend getrunken werden.

Über diese Ernährungsvarianten wirst Du Deinen Hormonspiegel positiv beeinflussen und langfristig Dein Gewicht wieder reduzieren.

Des Weiteren ist es wichtig auch die anderen Faktoren zur Stressminderung, die Bewegung, die Entspannung und das Bewusstsein in Deinen Tagesablauf mit einzuplanen.

Die Zusammenfassung

1. Umsetzung des zweiwöchigen Ernährungsplanes
2. Auswahl der geeigneten anschließenden Ernährungsvariante
3. Sorge für ausreichenden und erholsamen Schlaf. 8 Stunden Schlaf pro Nacht sorgen für die nötige Erholung und den Abbau von Cortisol, um Dein Gewicht zu reduzieren. Wenn Du unter massiven Einschlafstörungen leidest, fehlt es Dir an Melatonin (Serotonin). Hier ist die Einnahme von Nahrungsergänzungsmitteln wirklich empfohlen.

L-Trypthopan oder noch besser 5-HTP wird Dir helfen, einen erholsamen Schlaf zu finden. (Beachte: Nicht in Verbindung mit Anti-Depressiva!)

4. Plane täglich 30 min. Bewegung in Deinen Tag ein. Denk daran, dass Cortisol nur durch Bewegung abgebaut wird. Lass den Säbelzahntiger hinter Dir und gleichzeitig bekommst Du den Kopf frei.
5. Plane ebenfalls 30 min. Entspannung ein. Ob am Stück oder in kleinen Pausen über den Tag verteilt spielt erstmal keine Rolle.
6. Achte wieder auf Dich selbst und was Dich bewegt.
7. Finde die Stressverursacher in Deinem Leben und räume auf. Was Dir nicht gut tut, kann in der Regel weg! Gehe hierzu nochmal die Fragen auf S. 37 durch.
8. Finde stattdessen Deine Prioritäten und baue Dir daraus einen Zielplan. Achte darauf wirklich schaffbare Teilziele zu definieren, um Dich nicht unnötig unter Druck und somit Stress zu setzen.
9. Sei umsichtig mit Dir selbst! Es muss nicht immer alles perfekt sein.

Schlusswort

Ich hoffe, Dir hier eine Erklärung für Deine Fragen am Anfang des Buches geliefert zu haben. Jetzt geht es ans Umsetzen!

Natürlich kann man gerade die Themen neben der Ernährung (die Bewegung, die Entspannung und das Bewusstsein) noch viele detaillierter ausbauen. Zu jedem dieser Themen können noch eigene Bücher geschrieben werden.

Mein Ziel ist es, Dich mit diesem Buch dafür zu sensibilisieren. Mit diesen Hilfestellungen wirst Du Dein Gewicht wieder reduzieren und auch halten können.

Wir sind alle nur Menschen. Sollte Dir mal alles wieder aus dem Ruder laufen, beginne wieder mit der Reset-Taste (2 Wochen-Ernährungsplan) und setze immer weiter die Punkte aus der Zusammenfassung um.

Solltest Du noch weitere Fragen oder auch Anregungen haben, freue ich mich über eine Nachricht von Dir. Schicke mir einfach eine E-Mail an nicole.wischermann@gmx.de.
Bis dahin wünsche ich Dir viel Erfolg bei der Umsetzung.

Herzlichst

Deine Nicole Wischermann

Erste Auflage

Herausgeber: Selfpublishing

Impressum

Nicole Wischermann, Neugahlener Str. 36, 46149 Oberhausen, E-Mail: nicole.wischermann@gmx.de

Haftungsausschluss

Die in diesem Buch enthaltenen Angaben und Informationen wurden sorgfältig und nach bestem Wissen recherchiert. Gleichwohl übernimmt die Autorin keine Haftung für deren Aktualität, Richtigkeit und Vollständigkeit sowie für etwaige Druckfehler. Die Durchführung voran genannter Ernährungskonzepte erfolgt auf eigene Gefahr. Ersatzansprüche für Schäden jeglicher Art, die durch z.B. individuelle Unverträglichkeiten hervortreten, sind ausgeschlossen. Dieses Buch stellt keinen Ersatz für eine persönliche medizinische Beratung dar. Wenn Sie medizinischen Rat einholen wollen oder müssen, kontaktieren Sie Ihren Arzt oder Apotheker.

Bibliografische Information der Deutschen Nationalbibliothek

Die Deutsche Nationalbibliothek verzeichnet dieses Buch in ihrem Katalog. Detaillierte bibliografische Daten sind im Internet unter d-nb.info abrufbar.

Printed in Poland
by Amazon Fulfillment
Poland Sp. z o.o., Wrocław

84027430R00087